Marina Knopf / Elfie Mayer /
Elsbeth Meyer

Traurig und befreit zugleich

Psychische Folgen des Schwangerschaftsabbruchs

rororo

Rowohlt

Originalausgabe
Lektorat Heike Wilhelmi
Veröffentlicht im Rowohlt Taschenbuch Verlag GmbH,
Reinbek bei Hamburg, November 1995

Umschlaggestaltung Susanne Heeder
(Foto: Jan Putfarcken)
Satz Sabon und Trump Mediäval (Linotronic 500)
Gesamtherstellung Clausen & Bosse, Leck
Printed in Germany
1290-ISBN 3 499 19953 X

Inhalt

Einführung

Das Familienplanungszentrum 11
Die Ergebnisse anderer Studien über psychische Folgen nach Schwangerschaftsabbruch 13
Zum Aufbau der Untersuchung 17
Danksagung 21

Teil I: Die Ergebnisse der Studie

Vom Testergebnis zur Entscheidung 25
Der Schwangerschaftsabbruch 34
Die Folgen 38
Hinderliches bei der psychischen Verarbeitung 49
Hilfreiches bei der psychischen Verarbeitung 54
Zur Frage der Moral 57

Teil II: Persönliche Berichte

Wenige Wochen nach dem
Schwangerschaftsabbruch 66
Ein Jahr danach 91
Acht bis zehn Jahre danach 110

Anhang

Chronik des Gesetzgebungsverfahrens 131
Die gesetzliche Regelung des
Schwangerschaftsabbruchs 133
Rat und Hilfe 135
Literatur 138

Einführung

Keine Frau wünscht sich einen Schwangerschaftsabbruch. Wenn sie trotzdem ungewollt schwanger wird und sich für eine Abtreibung entscheidet, warten danach mit großer Wahrscheinlichkeit lang anhaltende Schuldgefühle und Depressionen auf sie. Wenn nicht sofort, hat sie spätestens in der Menopause damit zu rechnen. So jedenfalls ist die Meinung einer breiten Öffentlichkeit.

Aus vielen Beratungen wissen wir, daß Frauen große Angst vor den physischen und ganz besonders den psychischen Folgen der Abtreibung haben. Seit Jahren beobachten wir, daß zunehmend mehr Frauen ihrer eigenen Wahrnehmung, ihren Gefühlen nicht mehr trauen. Sie können nicht glauben, daß es ihnen mit ihrer Entscheidung und der Abtreibung tatsächlich gutgehen kann und daß es dabei bleibt. Sie befürchten eher, daß sie gefühlskalt sind oder daß sie etwas verdrängen, wenn sie nach einem Schwangerschaftsabbruch nicht trauern oder leiden. Die öffentliche Meinungsmache hat ihre Wirkung also nicht verfehlt.

Mit dazu beigetragen hat sicher die heftige politische Auseinandersetzung um die Abtreibungsfrage in den letzten Jahren. Der Einfluß, den konservative Kräfte gewonnen haben, zeigt sich z. B. am veränderten Sprachgebrauch. So wird nicht mehr vom Embryo gesprochen, sondern vom ungeborenen Kind. Und es wird jeder Frau, die eine Abtreibung will, ein «Schwangerschaftskonflikt» unterstellt. Der Urteilsspruch des Bundesverfassungsgerichts zum Abtreibungsrecht und die gesetzliche Regelung des Schwangerschaftsabbruchs unterstreichen dies noch. Denn danach haben wir Abtreibung als Unrecht, als unmoralische und schuldhafte Handlung zu sehen.

Obwohl Abtreibungen heute so schonend gemacht werden wie nie zuvor, werden mögliche physische und psychische Folgen besonders von Kirchenvertretern, Politikern und Ärzten, die gleichzeitig Abtreibungsgegner sind, ständig ins Feld geführt. Die Folgen werden maßlos übertrieben. Besonders die psychischen Leiden werden mit Gewißheit ausgemalt. Der Eifer, mit dem diese Gefahren beschworen werden, dient nicht etwa dazu, die Frauen davor zu bewahren oder ihnen Unterstützung zu geben, sondern dient allein der Angstmache. Häufig gehörte Äußerungen, wie: «Niemand kommt ungestraft davon», führen zu Ängsten bei den Frauen. Bei vielen mischt sich die Angst vor gesundheitlichen Risiken mit der Befürchtung, für die verwerfliche Tat irgendwie büßen zu müssen. Diese Vorwürfe gegen Frauen, die abtreiben, schüchtern ein und verdichten das Tabu um den Schwangerschaftsabbruch.

Es ist deshalb unser Anliegen, mit diesem Buch Vorurteile zurechtzurücken, mit verbreiteten Meinungen aufzuräumen und Verborgenes sichtbar zu machen.

Im Hamburger Familienplanungszentrum erleben wir seit 13 Jahren Frauen vor, während und nach einem Schwangerschaftsabbruch. Wir erleben, wie Frauen oft voller Angst zur Beratung kommen und wie sie augenscheinlich erleichtert unser Zentrum wieder verlassen. Wir wollten von diesen Frauen wissen, wie sie selbst diese Zeit erlebt haben und wie es ihnen später ergangen ist. Wir wollen ein breiteres und differenzierteres Bild vom Erleben der Frauen schaffen. Wir wollen darstellen, welche psychischen Folgen sie tatsächlich erleben. Und wir wollen beschreiben, welche Bedingungen hilfreich für eine positive Verarbeitung des Schwangerschaftsabbruchs sind und welche diese behindern. Dabei darf natürlich nicht außer acht gelassen werden, auf welche Weise die Entscheidung getroffen wurde, welche Rolle der Partner dabei spielte und wie die Abtreibung selbst erlebt wurde. Dieser Kontext dürfte einen erheblichen Einfluß auf mögliche psychische Folgen haben.

Wir sind der Meinung, daß zuviel über abtreibende Frauen gesprochen wird und zuwenig von ihnen selbst zu hören ist. So, wie sie selbst am ehesten geeignet sind, eine Entscheidung über Austragen oder Abbruch einer Schwangerschaft zu treffen, sind sie auch selbst die besten Expertinnen für die Beurteilung ihrer psychischen Situation. Sie sollen deshalb in diesem Buch selbst zu Wort kommen.

Das Familienplanungszentrum

Das Hamburger Familienplanungszentrum ist eine gemeinsame Einrichtung der Pro Familia und der Arbeiterwohlfahrt. Im Familienplanungszentrum wirken Ärztinnen, Krankenschwestern, Psychologinnen, Sozialarbeiterinnen, Pädagoginnen und Organisationsfrauen zusammen, um alles, was zu einem legalen Schwangerschaftsabbruch gehört, möglich zu machen. Wir führen den ambulanten Abbruch in örtlicher Betäubung durch. Daneben beraten wir in allen Fragen der

Empfängnisverhütung, Schwangerschaft und Sexualität. Hebammen führen Geburtsvorbereitungskurse durch. So wie im wirklichen Leben diese Themen zusammengehören, sollen sie auch bei uns zusammenhängend behandelt werden. Wir wollen damit die verbreitete Trennung in «gute Frauen», die eine Schwangerschaft austragen, und «schlechte Frauen», die abtreiben, aufheben. Tatsache ist, daß die meisten Frauen, die irgendwann einen Schwangerschaftsabbruch haben, auch Kinder gebären und daß viele Frauen, die Verhütungsmittel anwenden, dennoch schwanger werden. Für uns ist ein Schwangerschaftsabbruch die Folge von Sexualität, die Folge von fehlgeschlagener Verhütung, die Folge der Entscheidung, kein Kind oder zu diesem Zeitpunkt kein Kind zu wollen.

Eine ungewollte Schwangerschaft ist ein Problem und bedarf einer Lösung. Tatsächlich führen die meisten ungeplanten Schwangerschaften nicht etwa zur Abtreibung, sondern zur Geburt eines Kindes. Auch wenn es darüber keine statistischen Daten gibt, so sind wir doch aus unserer langjährigen Beratungserfahrung überzeugt, daß kaum eine Frau unbedacht über ihre Leibesfrucht verfügt, sondern fast immer die Umstände sorgfältig überprüft, ob sie sich nicht doch zugunsten eines Kindes wenden lassen.

Mit unserer Arbeit im Familienplanungszentrum wollen wir dazu beitragen, daß keine Frau durch eine ungewollte Schwangerschaft gesundheitlichen oder seelischen Schaden nimmt.

Der Urteilsspruch des Bundesverfassungsgerichts vom 28. 5. 1993 und die heute geltende gesetzliche Regelung des Schwangerschaftsabbruchs hat das Familienplanungszentrum in seiner Arbeitsweise und seinem Konzept entscheidend beeinträchtigt. Betroffen davon sind alle acht Familienplanungszentren der Bundesrepublik. Denn alle arbeiteten nach dem Konzept «alles unter einem Dach», d.h., Frauen brauchten für die Pflichtberatung und den Eingriff nur eine Einrichtung aufsuchen. Die von Frauen zu überwindenden Hürden bei einer Abtreibung sollten damit so niedrig wie möglich gehalten werden. Der Urteilsspruch aus Karlsruhe hat dieses Konzept zunichte gemacht. Seither müssen die Pflichtberatung und der Eingriff organisatorisch und wirtschaftlich getrennt sein.

Die Ergebnisse anderer Studien über psychische Folgen nach Schwangerschaftsabbruch

Eine Durchsicht der wichtigsten medizinischen und psychologischen Arbeiten der letzten Jahre über psychische Folgen nach Schwangerschaftsabbruch[1] führte zu einem erstaunlichen Fazit: Die meisten Autorinnen und Autoren deutschsprachiger und internationaler Studien halten psychische Komplikationen für selten. Die Forschungsergebnisse stehen somit im krassen Gegensatz zur verbreiteten Meinung über die schrecklichen Folgen einer Abtreibung.

Den Ergebnissen der wichtigsten Untersuchungen zufolge leiden maximal 20% der Frauen nach einem Schwanger-

1 Alle diese Arbeiten sind in der Literaturliste im Anhang aufgeführt.

schaftsabbruch an psychischen Beschwerden. Dabei handelt es sich meistens um kurzfristige, vorübergehende Probleme. Über ernstere bzw. längerfristige Beschwerden sollen maximal 10 % der Befragten klagen.

Nach unseren Erfahrungen liegen die Zahlen für die Besucherinnen der Familienplanungszentren eher darunter. Dieser Unterschied läßt sich möglicherweise durch die unterschiedlichen Ausgangsbedingungen erklären: Gemeinsam ist den meisten Untersuchungen, daß die medizinischen und menschlichen Bedingungen, unter denen der Eingriff stattfand, nicht näher beschrieben oder problematisiert werden. Es ist aber zu vermuten, daß diese nicht unerheblich für die Verarbeitung des Eingriffs sind. So berichten viele ratsuchende Frauen über frühere Schwangerschaftsabbrüche, unter denen sie nachhaltig gelitten hatten. Das war dann der Fall, wenn sie sich vom Klinikpersonal demütigende Behandlung gefallen lassen mußten oder wenn der Eingriff unter menschenunwürdigen Bedingungen illegal vorgenommen wurde.

Nur wenige Autorinnen und Autoren unterscheiden zwischen psychischen Störungen und der Trauer über einen erlittenen Verlust. So werden in einigen Untersuchungsberichten «anniversary reactions», d. h. Jahrestage, an denen sich die Frau an den Tag des Eingriffs oder den fiktiven Geburtstag des Kindes erinnert und manchmal trauert, häufig vorschnell als Symptom im psychiatrischen Sinne gewertet. Wir alle kennen Situationen im Leben, in denen wir eine wichtige Entscheidung getroffen haben, die uns traurig gestimmt hat und die dennoch subjektiv richtig war. Wir würden nicht auf die Idee kommen, unsere Trauer in solchen Situationen als pathologisch zu bezeichnen.

In vielen Studien wird der Aspekt von Erleichterung nach dem Eingriff betont. Es wird beschrieben, wie groß der psychische Streß für viele Frauen in der Phase vor dem Schwangerschaftsabbruch ist – und wie sofort nachher Erleichterung und Befreiung eintreten.

Einige Autorinnen und Autoren nennen Risikofaktoren, die zu einer psychischen Belastung nach dem Schwangerschaftsabbruch beitragen. Solche Risikofaktoren sind:

- religiöse Bedenken gegenüber Schwangerschaftsabbrüchen
- moralischer, psychischer oder politischer Druck
- soziale Isolation und fehlende Unterstützung
- Zwang zur Verheimlichung der Abtreibung
- fehlende Übereinstimmung in der Partnerschaft oder drohende Trennung
- eine gewünschte Schwangerschaft wird aus medizinischen oder eugenischen Gründen oder wegen starken äußeren Drucks abgebrochen
- Trauerreaktionen dürfen vor sich selbst oder der Umwelt nicht zugelassen werden
- bereits vor dem Schwangerschaftsabbruch lagen psychische Probleme vor
- starke Ambivalenz und Entscheidungsschwierigkeiten.

Als günstige Voraussetzung für die Abwesenheit von Irritationen wird dagegen eine möglichst freie Entscheidung betrachtet.

Petersen[2] schreibt: «Je individueller der Schwanger-

2 P. Petersen: Seelische Folgen nach legalem Schwangerschaftsabbruch. Ergebnisse einer Sammelstatistik der internationalen Literatur. *Dtsch. Ärzteblatt* 1977, Vol. 74, S. 1205.

schaftsabbruch verantwortet wird und je weniger äußere Reglementierungen zur Geltung kommen, desto günstiger sind die seelischen Folgen.»

Nur wenige, aber um so lautstärkere Autorinnen und Autoren halten negative psychische Spätfolgen für häufig. So setzt Maria Simon in ihrer Untersuchung[3] diese bei drei Vierteln aller Fälle an. Allerdings sind große Zweifel an der Richtigkeit dieser Zahlen angebracht: Sie rief 135 Frauen, die abgetrieben hatten, zu Hause an und versuchte, diese zu einem Interview zu bewegen. Woher ihr die Frauen bekannt waren, ist aus der Veröffentlichung nicht ersichtlich. 90 Frauen lehnten ein Gespräch ab. Ihre nur zu verständliche Reaktion wurde von Simon als «präverbale Verleugnung des Abbruchgeschehens»[4] gedeutet. Darüber hinaus unterscheidet sie nicht zwischen Frauen, die aus eigener Entscheidung einen Schwangerschaftsabbruch wollten, und anderen, deren Abbruch aus medizinischen oder eugenischen Gründen stattfand. Die ideologische Motivation, die der Erhebung zugrunde liegt, wird allerdings deutlich, wenn sie schreibt, es wäre «ein ethisches und psychologisches Fehlverhalten, die jetzige Indikationenregelung zur Fristenregelung zu erweitern, aus zwei Gründen: Einmal würde ungeborenes Menschenleben noch öfter und noch leichter vernichtet, als dieses bisher schon geschieht. Zum anderen schufen und schaffen wir uns fortwährend ein Heer von schweren Neurotikerinnen, die personell schon jetzt nicht mehr ausreichend psychotherapeutisch betreut und begleitet werden können.»[5]

3 M. Simon: Psychische Spätfolgen nach Schwangerschaftsabbruch. *Med. Welt* 1986, Vol. 37, S. 332–335.

4 M. Simon, a. a. O., S. 332.

Wie anders dagegen und wie wohltuend Rita Seitz, die in ihrer Studie mit dem programmatischen Titel «Mein Bauch gehört mir? Schwangerschaftsabbruch als Möglichkeit weiblicher Autonomie»[5] mit dem Klischee der leidenden, beschämten Frau aufräumt. Sie fand heraus, daß das Eintreten einer ungewollten Schwangerschaft und der anschließende Abbruch ein kritisches Lebensereignis ist, dessen Bewältigung die Erfahrung der kompetenten Gestaltung der persönlichen Biographie bergen kann. Voraussetzung dafür sei aber eine Aufhebung des gesellschaftlichen Schweigegebotes, das einen Austausch der Frauen untereinander verhindere. In diesem Sinne möchten wir mit diesem Buch zu der Aufhebung des Schweigegebots beitragen.

Zum Aufbau der Untersuchung

Unsere Ergebnisse stammen aus vielen Quellen: Aus den Beratungsgesprächen vieler Jahre, aus den «Selbsthilfegruppen nach Schwangerschaftsabbruch» und aus den Erfahrungen des gesamten Teams des Hamburger Familienplanungszentrums. Wir hatten viele Kenntnisse und Hypothesen über psychische Folgen von Schwangerschaftsabbrüchen gewonnen, ohne daß wir diese zunächst systematisch erfaßt hatten.

5 M. Simon, a. a. O., S. 334 f.

6 R. Seitz: Mein Bauch gehört mir? Schwangerschaftsabbruch als Möglichkeit weiblicher Autonomie. München 1992 (Centaurus).

Im Herbst 1993 begannen wir eine gezielte Untersuchung. Zunächst führten wir sechs Gruppengespräche mit Frauen, die zu unterschiedlichen Zeitpunkten eine Abtreibung im Familienplanungszentrum hatten durchführen lassen. Wir fragten die Frauen, wie es ihnen nach dem Abbruch ergangen ist und in welcher Weise dieser sie später noch beschäftigt hat. Zu unserem Erstaunen stellten wir fest, daß in jeder Gruppe ein großes Bedürfnis war, ausführlich über die Zeit *vor* dem Eingriff zu sprechen. Den Frauen war es wichtig, von ihren widerstreitenden Gefühlen, ihren schmerzlichen Erkenntnissen, ihren heftigen inneren und äußeren Auseinandersetzungen zu erzählen. So wurde sehr deutlich, daß man nur dann über die Folgen von Abtreibungen Aussagen treffen kann, wenn man die oftmals viel belastendere Zeit vor dem Abbruch berücksichtigt. Die Gruppengespräche unterstrichen eindrucksvoll, daß das ganze Erleben der ungewollten Schwangerschaft vom Entscheidungsprozeß, über den Eingriff und die Zeit danach ein zusammengehörender Komplex ist.

Wir haben dann in 35 ausführlichen Einzelinterviews betroffene Frauen befragt. Wir baten sie darum, die persönliche Geschichte ihres Schwangerschaftsabbruchs zu erzählen. Jedes Gespräch dauerte mindestens eine Stunde. Grundlage war ein Interviewleitfaden, der auch das Gerüst für die spätere Auswertung bildete. Alle Gespräche wurden auf Tonband aufgenommen und später wörtlich protokolliert. Allen Beteiligten wurde Anonymität zugesichert.

Alle befragten Frauen hatten den Eingriff im Familienplanungszentrum durchführen lassen. Wir wollten dadurch sicherstellen, daß der Eingriff für alle Interviewten auf die gleiche Weise und unter den gleichen Bedingungen durchgeführt wurde. Das heißt konkret, daß die Frauen den Eingriff innerhalb der ersten zehn Schwangerschaftswochen, in örtlicher Betäubung und mit der Absaugmethode erlebten. Der Eingriff dauert wenige Minuten und verursacht ein Ziehen im Bauch, etwa wie bei einer Regelblutung.

Wir wissen aus Berichten vieler Besucherinnen, daß schlechte Bedingungen beim Schwangerschaftsabbruch, z. B. eine respektlose und herabwürdigende Behandlung, häufig dazu beitragen, daß Frauen die Abtreibung als traumatische Erfahrung erinnern. Da uns die Frage interessierte, welche Faktoren aus der Lebenssituation und dem Umfeld der Frauen hilfreich bzw. hinderlich für eine positive Verarbeitung sind, wollten wir zusätzliche, durch den Eingriff verursachte Probleme ausschalten. Unsere Frage lautete: Wenn ein Schwangerschaftsabbruch so durchgeführt wird, wie es unserer Ansicht nach Standard sein sollte, wovon hängt es dann ab, ob es einer Frau nachher gut- oder schlechtgeht?

Da wir etwas darüber erfahren wollten, wie sich im Laufe der Zeit der Blick auf die Erfahrung der Abtreibung verändert, haben wir zu je einem Drittel Frauen befragt, bei denen der Abbruch mehr als acht Jahre, etwa ein Jahr oder wenige Wochen zurücklag.

Für die ersten beiden Gruppen versandten wir Briefe, in denen wir über das Forschungsprojekt informierten und um Teilnahme baten. Die Adressen wurden unausgelesen unserer Kartei entnommen. Wir beschränkten uns allerdings auf deutschsprachige Frauen aus dem Hamburger Raum. Der dritten Gruppe wurde unmittelbar nach dem Eingriff im Ruheraum von der betreuenden Kollegin ebenfalls ein Schreiben mit der Bitte um Teilnahme ausgehändigt. Etwa ein Drittel der Frauen erklärte sich zur Teilnahme bereit.

Die Zusammensetzung der befragten 35 Frauen ist für die Klientel des Familienplanungszentrums in einer Hinsicht nicht repräsentativ: Akademikerinnen sind überdurchschnittlich häufig vertreten. Es gibt jedoch keinen Hinweis darauf, daß die Zusammensetzung nicht typisch ist, was die Aussagen über den Entscheidungsprozeß, das Erleben des Abbruches und die Verarbeitung betrifft. Im Gegenteil: Die Ergebnisse spiegeln unsere langjährigen Erfahrungen mit sehr unterschiedlichen Frauen vor und nach einem Schwangerschaftsabbruch wieder. Von den Befragten hatten fünfzehn Frauen Kinder, die z. T. vor und z. T. nach dem Schwangerschaftsabbruch geboren waren. Das Alter der Frauen beim Schwangerschaftsabbruch lag zwischen neunzehn und vierzig Jahren. Für 25 Frauen war es der erste Abbruch.

Bei allen Befragten trafen wir auf eine große Bereitschaft, sich zu unseren Fragen zu äußern. Die Offenheit der Frauen berührte uns sehr. In vielen Gesprächen war spürbar, daß die heftigen Gefühle, die mit der ungewollten Schwangerschaft und der Abtreibung verbunden waren, wieder lebendig wurden.

Sicherlich hat unsere Haltung zum Thema und gegenüber den Befragten die Gespräche und damit die Ergebnisse beeinflußt. Trotz unseres Bemühens, die «wirklichen» Meinungen herauszufinden, verändert die Interaktion allein schon die Antworten. Abtreibungsgegner würden andere Fragen stellen, würden andere Antworten erhalten.

Seit dem 16. 6. 1993 haben wir in Deutschland eine neue rechtliche Regelung des Schwangerschaftsabbruchs. Frauen benötigen danach keine ärztliche Indikation zum Schwangerschaftsabbruch mehr, müssen sich aber einer gegenüber dem vorherigen Recht veränderten Beratung unterziehen. Sie müssen die Kosten für den Eingriff jetzt selbst zahlen oder sich bei einem geringen Einkommen an das Sozialamt wenden (vom 1. 1. 1996 an die Krankenkasse). Das bedeutet, daß die von uns befragten Frauen, deren Abbruch erst wenige Wochen zurücklag, andere Bedingungen vorfanden als die anderen.

Im folgenden Kapitel haben wir zusammengetragen, welches aus unserer Sicht die wichtigsten Ergebnisse unserer Studie sind. Danach haben die Frauen selbst das Wort und erzählen ihre Geschichten. Ausgewählt haben wir Beispiele, die uns besonders typisch für die Erfahrungen vieler oder auf andere Weise sehr eindrucksvoll erschienen. Die hier veröffentlichten persönlichen Geschichten sind nicht inhaltlich, aber in den persönlichen Daten so verfremdet, daß ein Wiedererkennen reiner Zufall wäre.

Danksagung

An dieser Stelle möchten wir uns bedanken. Zuerst natürlich

- bei den Frauen, die engagiert und offen bereit waren, über sich zu sprechen
- bei unserer Kollegin Thea Mertens, die uns ihre Erfahrungen als Anleiterin mehrerer Selbsthilfegruppen für Frauen nach einem Schwangerschaftsabbruch zur Verfügung stellte und an Teilen der Studie mitarbeitete
- beim Team des FPZ, ohne das die Studie nicht denkbar gewesen wäre. Die Kolleginnen haben nicht nur mitdiskutiert, sondern uns auch an anderer Stelle entlastet, so daß wir in Ruhe «forschen» konnten

- bei unseren früheren Mitstreiterinnen Dr. Susanne von Paczensky und Renate Sadrozinski für hilfreiche Anmerkungen
- und natürlich bei den Mitgliedern und Spenderinnen und Spendern des Fördervereins für das Familienplanungszentrum, ohne deren Hilfe das Projekt nicht finanzierbar gewesen wäre.

Teil I: ***Die Ergebnisse der Studie***

Vom Testergebnis zur Entscheidung

Erste Reaktionen

Die erste Reaktion auf eine ungewollte Schwangerschaft ist nicht immer, wie man zunächst vermuten könnte, ein eindeutiges Gefühl der Ablehnung. Häufig löst das Eintreten der Schwangerschaft einen Strudel heftiger und durchaus auch widerstreitender Gefühle aus: Besonders dann, wenn eine Frau sich vorher nicht mit dieser Möglichkeit beschäftigt hat, kann sie auf das positive Testergebnis zunächst ungläubig und wie unter Schock reagieren.

Einige Frauen, die sich mit ihrer Verhütungsmethode sicher gefühlt hatten, reagierten mit Fassungslosigkeit auf das Testergebnis. Für manche Frauen, die mit der Möglichkeit einer Schwangerschaft nicht gerechnet hatten, war der Schock so stark, daß sie sagten, sie konnten ihre Gefühle dabei gar nicht in Worte fassen. Eine Frau sagte: «Alles stürzte so auf einmal zusammen.» Eine andere berichtete, sie habe ziemlich lange nichts von der Schwangerschaft gemerkt, da sie es nicht merken wollte. Als dann die Schwangerschaft festgestellt war, sei zunächst alles grau und freudlos gewesen.

Andere Frauen reagierten mit Freude auf das Testergebnis,

oft zu ihrer eigenen Überraschung. Manche Frauen empfanden sich selbst in diesem Moment als besonders weiblich und konnten dieses Gefühl genießen. So standen Ablehnung der aktuellen Schwangerschaft und Freude darüber, Mutter werden zu *können*, nebeneinander. Eine Frau, die ihre Schwangerschaft wegen einer schweren Erkrankung abbrechen ließ, empfand es dennoch als beglückend, in dieser für sie schweren Situation schwanger geworden zu sein. Es habe sich «fruchtbar, lebendig, zukunftsorientiert» angefühlt.

Wenn wir uns vorstellen, in wie kurzer Zeit bei einer ungeplanten und unerwarteten Schwangerschaft verschiedene Gefühle, rationale Überlegungen, sich plötzlich öffnende oder verschließende Lebensperspektiven nebeneinanderstehen, wird deutlich, daß für viele Frauen hier der Zeitpunkt für eine wichtige Auseinandersetzung gekommen ist. So bezeichneten mehrere der Befragten die Möglichkeit, Mutter zu werden, als die größte denkbare Veränderung in ihrem Leben.

Der Entscheidungsprozeß

Etwa die Hälfte der befragten Frauen hatte sich sofort klar für einen Schwangerschaftsabbruch entschieden und blieb auch bei dieser Entscheidung. Dieses Ergebnis soll besonders herausgehoben werden, denn die öffentliche Meinung und auch das geltende Recht gehen davon aus, daß jede Frau, die sich für einen Abbruch entscheidet, vorher einen Schwangerschaftskonflikt erlebt oder eigentlich erleben sollte. In der Realität ist das offensichtlich anders. Es entspricht unseren langjährigen Erfahrungen aus den gesetzlich vorgeschriebenen Beratungen im Familienplanungszentrum, daß sehr viele Frauen gleich eine Entscheidung treffen. Ein Teil der befragten Frauen berichtete, daß sie trotz der schnellen Entscheidung, in der Zeit bis zum Eingriff eine intensive innere Auseinandersetzung über die eigenen Lebensperspektiven und den Umgang mit ihrer Fruchtbarkeit führten.

Viele Frauen beschreiben die Zeit von der Feststellung der Schwangerschaft bis zum Abbruch als belastend. Oft wurde ein starker Zeitdruck empfunden, die Frauen fürchteten bürokratische Hürden vor dem Schwangerschaftsabbruch oder hatten Angst vor diesem selbst. Viele wußten nicht, welche gesetzlichen Auflagen sie zu erfüllen hatten und wo sie den Eingriff durchführen lassen konnten.

Besonders schwierig war die Situation, wenn die Entscheidung nicht sofort feststand, sondern erst noch getroffen werden mußte. Der psychische Druck, in kurzer Zeit eine sehr weitreichende Entscheidung treffen zu müssen, nahm manchmal dramatische Formen an und war für diese Frauen fast unerträglich. Sie berichten, daß sie zwei bis vier Wochen für die Entscheidungsfindung brauchten. Einerseits hatten sie den Wunsch, einen Schwangerschaftsabbruch so früh wie möglich vornehmen zu lassen. Gleichzeitig merkten sie, wieviel Zeit sie für solch eine weitreichende Entscheidung brauchten. Einige hatten die Sorge, daß sie in dieser belastenden Situation, Wesentliches außer acht lassen oder verdrängen könnten.

Die Ambivalenz, die den Entscheidungsprozeß länger dauern und besonders schwierig werden ließ, war in folgenden Fällen besonders groß:

- Wenn die betroffene Frau zwar zum Schwangerschaftsabbruch tendierte, aber sehr traurig darüber war, daß ihre

Situation es nicht zuließ, eine Schwangerschaft auszutragen.

- Wenn der Wunsch der Frau im starken Widerspruch zur Meinung ihres Partners oder anderer wichtiger Personen stand.
- Wenn sie sich zunächst gefreut hatte, schwanger zu sein, oder bereits Mutter eines kleinen Kindes war.
- Wenn sie große Angst vor körperlicher Schädigung durch den Eingriff hatte.
- Wenn bei ihr ein schlechtes Gewissen bzw. moralische Bedenken eine wichtige Rolle spielten.
- Wenn sie vorher glaubte, daß ein Schwangerschaftsabbruch für sie persönlich nie in Frage käme, und sie die notwendige Auseinandersetzung mit der neuen Situation erst akzeptieren mußte.

Das Wachsen an der Entscheidung

Alle Menschen entwickeln im Laufe ihres Lebens einen persönlichen Stil, auf welche Weise sie Entscheidungen treffen. Manche Frauen berichten, daß es ihnen ohnehin oft schwerfalle, sich zu entscheiden. Für sie war es oft besonders schwer, eine so große und weitreichende Entscheidung wie die über einen Schwangerschaftsabbruch zu treffen. Eine ungeplante Schwangerschaft kann dazu führen, daß Lebensentwürfe, die eindeutig schienen, in kurzer Zeit verworfen werden. Zu welch drastischen Veränderungen es im Entscheidungsprozeß kommen kann, zeigen die Beispiele zweier von uns befragter Frauen. Sie hatten sich ein Kind gewünscht und hatten vor dem Eintreten der Schwangerschaft erwartet, daß sie sich darüber freuen würden. Als die Schwangerschaft festgestellt war, überwogen sehr schnell Ängste und Zweifel. Im Zuge der Auseinandersetzung mit ihrer Lebenssituation entschieden sich beide schließlich klar für einen Schwangerschaftsabbruch.

Nur vier der 35 befragten Frauen hatten das Gefühl, der Entscheidung und ihren Konsequenzen nur schwer gewachsen zu sein. Das war dann der Fall, wenn die Entscheidung zu schnell getroffen werden mußte, weil die Schwangerschaft erst spät festgestellt wurde, oder wenn der äußere oder innere Druck als so stark empfunden wurde, daß die Frauen sich zu einer bewußten Auseinandersetzung nicht mehr in der Lage fühlten.

Fast alle Interviewten jedoch fühlten sich durchaus imstande, diese Entscheidung nicht nur zu treffen, sondern auch zu verantworten. Insgesamt wurde deutlich, daß eine ungewollte Schwangerschaft für die meisten Frauen eine Grenzsituation ist, besonders weil sie sich mit unerwarteten, heftigen und widerstreitenden Gefühlen auseinanderzusetzen hatten, so daß sie den Prozeß manchmal als qualvoll empfanden. Gerade deshalb ist es beeindruckend, daß fast alle sich mit dem Entscheidungsprozeß keineswegs überfordert fühlten, sondern ihn im nachhinein als wichtige Zeit bezeichneten, um zu einer bewußten und reifen Entscheidung zu gelangen. Wir waren beeindruckt, wie viele es sogar als persönlichen Gewinn empfanden, sich in dieser Situation als kompetent für die eigenen Belange erwiesen zu haben.

Ein Bündel von Gründen

Nur selten war allein ein Grund bestimmend für den Entschluß zum Abbruch der Schwangerschaft. In den meisten Fällen nannten die Frauen mehrere Gründe. An erster Stelle standen dabei die Situation in der Partnerschaft und berufliche Gründe.

So sprachen wir mit vielen Frauen, die zum Zeitpunkt des Schwangerschaftsabbruchs noch in der Ausbildung oder im Studium steckten. Andere hatten gerade nach dem ersten oder zweiten Kind den beruflichen Wiedereinstieg geschafft oder bereiteten diesen vor. Manche waren beruflich so engagiert, daß für sie ein Kind derzeit nicht denkbar gewesen wäre.

Manche Frauen fühlten sich physisch oder psychisch nicht in der Lage, eine Schwangerschaft auszutragen. Einige hätten sich aus Altersgründen mit einem Kind überfordert gefühlt. Sie fühlten sich zu jung und unreif – oder sie meinten es aufgrund ihres fortgeschrittenen Alters nicht mehr schaffen zu können. Für manche Frauen waren die gesellschaftlichen Bedingungen für die Kindererziehung so ungünstig, daß sie an ein (weiteres) Kind nicht denken wollten. Einige hatten schon mehrere, oft auch ältere Kinder und sagten, ihre Familienplanung sei abgeschlossen. Und einige kinderlose Frauen hatten sich überhaupt für ein Leben ohne eigene Kinder entschieden.

Nur wenige Frauen bezeichneten im nachhinein ihre finanzielle Situation als wichtiges Motiv für die Entscheidung zum Abbruch der Schwangerschaft. Das entspricht nicht unseren Erfahrungen aus der Beratungsarbeit. In den Beratungen vor einem Schwangerschaftsabbruch wird als ein wichtiger Grund sehr viel häufiger die ökonomische Situation angeführt. Dies kann mit der Zusammensetzung der befragten Personen zu tun haben. Doch es könnte auch sein, daß in den Beratungen ökonomische Gründe häufiger in den Vordergrund gestellt werden, weil viele meinen, daß diese eher akzeptiert werden. Dies paßt zu der weitverbreiteten Haltung, nach der Abtreibungen toleriert werden, wenn der Grund dafür in finanziellen und sozialen Problemen zu suchen ist.

In fast allen Gesprächen war es den Befragten sehr wichtig zu vermitteln, daß ihre Entscheidung gut begründet war. Dabei hatten wir den Eindruck, daß es für viele äußerst wichtig war, daß ihre Gründe auch öffentliche Anerkennung finden würden. Nur wenige Frauen äußerten nachdrücklich, daß für sie allein zählte, ob ihre Begründung vor ihnen selbst Bestand haben kann. Für uns war es oft bedrückend, zu erleben, wie sehr die Frauen unter einem Rechtfertigungsdruck standen.

Die Männer bei der Entscheidungsfindung

Die Partner aller befragten Frauen waren über die Schwangerschaft informiert. Das erleben wir in den täglichen Beratungen im Familienplanungszentrum nicht immer so. Nicht wenige Frauen lassen einen Abbruch machen, weil die Schwangerschaft durch eine flüchtige Bekanntschaft zustande kam. Die Reaktion der jeweiligen Männer der befragten Frauen auf die Schwangerschaft war äußerst unterschiedlich, ebenso wie die Auseinandersetzungen bei der Entscheidungsfindung.

Wenn die Entscheidung zum Abbruch einvernehmlich getroffen und gemeinsam getragen wird, muß dieses Erlebnis die Beziehung nicht belasten. Im Gegenteil: Die Auseinandersetzung miteinander und die Unterstützung der Frau durch ihren Partner können die Beziehung festigen und zu einer Klärung der gemeinsamen Perspektive beitragen. So befand sich eine der Befragten, die einen neuen Partner und bereits ältere Kinder aus einer früheren Ehe hatte, im Entscheidungskonflikt, da sie glaubte, ihren Freund zum Vater machen zu müssen. Erst als dieser ihr versicherte, daß er auch ohne eigene Kinder mit ihr glücklich sei, konnte sie sich zum Schwangerschaftsabbruch entschließen. Aber nicht immer war die gemeinsame Auseinandersetzung so gelungen.

Auch wenn die meisten Befragten mehr als einen Grund für den Schwangerschaftsabbruch hatten, kristallisierte sich in vielen Interviews heraus, daß die Beziehung zum Partner letztlich ausschlaggebend war.

In einigen Fällen fiel die ungewollte Schwangerschaft mit einer Krise in der Liebesbeziehung bzw. Ehe zusammen. Der Schwangerschaftsabbruch wurde dann zu einem Ausdruck der Probleme in der Beziehung und oft als Höhepunkt der Krise erlebt. So beschreibt eine Frau, deren Partner Alkoholiker war, daß sie ihren Trennungswunsch nie hätte verwirklichen können, falls sie die Schwangerschaft ausgetragen hätte: «Die Tür vom Käfig schnappt zu.» Eine andere, die sich in einer Ehekrise befand, meinte, sie sei schwanger geworden, da sie psychisch sehr durcheinander gewesen sei. Sonst sei sie immer gut mit natürlicher Verhütung zurechtgekommen. Die Schwangerschaft und der darauf folgende Abbruch seien die «Spitze des Ganzen» gewesen. Mehr als traurig, sei sie voller Wut gewesen, aber sie habe sich endlich unabhängig von ihrem Mann gefühlt. Aus dieser Unabhängigkeit heraus sei dann eine Lösung des Konflikts und schließlich eine Entspannung der Krise entstanden. Eine weitere Frau, die angab, nach einem Jahr noch immer unter dem Schwangerschaftsabbruch zu leiden, betrauerte letztlich weniger diesen selbst als die nachfolgende Trennung von ihrem Partner.

Andere Frauen erlebten die ungewollte Schwangerschaft insofern als Kristallisationspunkt, als sie im Laufe des Entscheidungsprozesses feststellten, daß die Beziehung den Belastungen der Elternschaft nicht gewachsen sein würde. In manchen Fällen führte diese Erkenntnis zu einer weiteren Labilisierung der Beziehung oder sogar zur Trennung.

Manchmal wurde die Entscheidung zum Abbruch der Schwangerschaft auch getroffen, weil die Beziehung noch zu jung war und deshalb keine tragfähige Basis für eine Familie darstellte.

In anderen Fällen war der Partner gegen ein (weiteres) Kind und versagte mehr oder minder explizit die Unterstützung für den Fall, daß sie die Schwangerschaft austragen würde. Die Äußerung einer Frau, sie habe es sich dann nicht mehr zugetraut, es sei ihr einfach zuviel gewesen, mit dem Kind allein zu sein, kann als recht typisch für viele gelten.

Nicht nur für die Entscheidung spielt der Mann eine wichtige Rolle, sondern viele Frauen wünschten sich für die Zeit vor und nach dem Eingriff Unterstützung gerade von ihrem Partner. Da aber die Beziehung gerade in dieser Zeit durch die oben beschriebenen Konflikte spannungsgeladen sein kann, wird der Wunsch oft enttäuscht: Der Mann zieht sich zurück, oder die Frau bekommt nicht die Art von Unterstützung, die sie sich erhofft hatte. Das kann zu einer weiteren Zuspitzung der Krise führen. Wohl deshalb schloß eine der Befragten ihren Partner ganz bewußt von der Entscheidung aus und wollte auch ausdrücklich nicht von ihm zum Eingriff begleitet oder von ihm danach betreut werden.

Ein Schwangerschaftsabbruch wird oft zu einer Nagelprobe für die Partnerschaft. Durch die unerwartete Schwangerschaft stellt sich auch die Frage: «Wie stehen wir zueinander?» Das ist besonders bedeutsam, wenn die Beziehung erst kurze Zeit besteht. Eine gemeinsame Haltung bei der Entscheidungsfindung kann die Partnerschaft stärken. Doch eine gemeinsame Haltung ist nicht alles. Für viele Frauen ist es von größter Bedeutung, daß der Partner ihre besondere Betroffenheit in dieser Situation wahrnimmt und respektiert. Der Wunsch, gerade in dieser Zeit von ihm einfühlsam begleitet zu werden, wurde oft enttäuscht. Manche Frauen gingen schon gleich davon aus, daß er diesen Wünschen nicht entsprechen kann. Sie entschuldigten ihn damit, daß er sich nicht in ihren Körper und ihre Seele einfühlen kann. Als typisch kann die Aussage gelten, daß man nicht erwarten kann, richtig verstanden zu werden, da der Partner ja nicht selbst so betroffen sei.

Der Schwangerschaftsabbruch

Seit Jahren erleben wir, wie Frauen ängstlich, bedrückt und angespannt ins Familienplanungszentrum zum Schwangerschaftsabbruch kommen und wie verändert, gelöst und offensichtlich erleichtert sie uns später verlassen. Wir waren neugierig zu erfahren, wie es ihnen innerhalb dieser knappen zwei Stunden, die sie bei uns verbringen, ergeht und was zu der häufig so offensichtlichen Änderung ihrer Befindlichkeit beiträgt.

Wir können an dieser Stelle keinen Vergleich zwischen ambulanten und stationären, in örtlicher Betäubung oder in Vollnarkose, in Hamburg oder anderen Regionen durchgeführten Eingriffen anstellen, da wir bewußt nur Frauen befragt haben, die zumindest den letzten Schwangerschaftsabbruch im Hamburger Familienplanungszentrum durchführen ließen. Wiedergeben möchten wir, was ihnen aufgefallen war und erwähnenswert erschien. Einerseits freuen wir uns darüber, daß die medizinischen und menschlichen Vorstellungen, die wir für wichtig erachten und seit 1982 zu verwirklichen suchen, offenbar vom größten Teil unserer Besucherinnen geschätzt werden. Andererseits sind wir der Meinung, daß solche Bedingungen zum Standard medizinischer Behandlungen bei Schwangerschaftsabbrüchen gehören sollten. Das ist bisher nicht immer der Fall. Insbesondere zwischen den verschiedenen Bundesländern sind die Unterschiede nach wie vor sehr groß.

Offenbar erwarten viele Frauen, unfreundlich und respektlos behandelt zu werden. Und sie scheinen davon auszugehen, daß sie über den medizinischen Ablauf nur ungenügend aufgeklärt werden. Dies hat sicher mit der Besonderheit des Eingriffs zu tun: Die gesellschaftliche Ächtung, dadurch vermittelte Schuldgefühle und die daraus folgende Angst, für eine Abtreibung bestraft zu werden, tragen dazu bei, daß Frauen überrascht und manchmal sogar irritiert reagieren, wenn sie nicht mit Vorwürfen empfangen werden.

Diese Erwartungen scheinen dazu beizutragen, daß fast allen Frauen die «freundliche und warme Atmosphäre» erwähnenswert erschien. Bedeutsam war vielen die Einrichtung der Räume. So habe das Wartezimmer ein «Willkommen» ausgestrahlt. Die meisten fanden es positiv, im Ruheraum andere Frauen anzutreffen. Eine Frau sagte, es sei gut gewesen, zu sehen, daß es noch mehr und sehr unterschiedliche Frauen gebe, die in so einer Situation seien. Es sei ein Gefühl von Gemeinsamkeit gewesen. Sie habe sich auch gefreut, daß ihr Freund sich später dazusetzen durfte. Einige Frauen wären allerdings nach dem Eingriff lieber allein gewesen, besonders dann, wenn sie sehr traurig waren.

Viele Frauen erwähnten, daß es für sie wichtig gewesen sei, von den Mitarbeiterinnen «so genommen zu werden, wie man ist». Sie fanden es positiv, sowohl ihre Angst vorher als auch die Erleichterung hinterher zeigen zu dürfen.

Die medizinische Behandlung betreffend, waren fast alle Frauen zufrieden, daß der Eingriff in örtlicher Betäubung vorgenommen wurde. Es ist uns aber wichtig, darauf hinzuweisen, daß im vorhergehenden Aufklärungsgespräch jede Frau darüber informiert wird, daß ein Schwangerschaftsabbruch auch unter Vollnarkose möglich ist. Nicht für alle Frauen ist die örtliche Betäubung die beste Lösung, und eine Wahlmöglichkeit sollte bestehen.

Die meisten Frauen erlebten die Behandlung als wenig schmerzhaft, allerdings gab es auch einige Frauen, die sagten, es habe mehr weh getan als erwartet. Uneingeschränkt positiv wurde bewertet, daß alle Schritte des Eingriffs erklärt wurden und jederzeit Fragen möglich waren. Als hilfreich empfanden viele die besondere Zuwendung durch die Krankenschwester während des Abbruchs. Wie unerwartet diese Betreuung für die Frauen war, zeigt die Äußerung einer Frau, deren Eingriff zehn Jahre zurückliegt und die sagt, daß sie heute noch gerührt sei über den menschlichen Umgang.

Die meisten Frauen, die sich nach dem Schwangerschaftsabbruch das abgesaugte Schwangerschaftsgewebe ansahen, empfanden dieses als entlastend. Phantasien über die Größe und Beschaffenheit des Embryos konnten sie auf diese Weise mit der Realität vergleichen. Bei den zumeist frühen Eingriffen sahen die Frauen die abgesaugte Gebärmutterschleimhaut, aber keine embryonalen Teile. Wichtig ist allerdings, daß es sich hierbei um ein *Angebot* handeln sollte. Eine Frau meinte, sie habe sich das Gewebe ansehen müssen, und hatte dieses offenbar als eine Art von Bestrafung erlebt. Sie habe das Bild noch immer vor Augen, sagte sie im Gespräch.

Einigen Frauen war es besonders wichtig, daß eine Ärztin den Eingriff durchführte. Eine meinte, daß Geburten und Abtreibungen ausschließlich in die Hand von Frauen gehören sollten.

Die Gespräche zeigten deutlich, daß der Schwangerschaftsabbruch selbst, über den viele Menschen so schreckliche Phantasien haben, durchaus keine negative Erfahrung sein muß. Das Besondere des Eingriffs zeigt sich auch daran, daß Frauen offensichtlich überrascht sind über eine freundliche Behandlung, wie sie doch selbstverständlich sein sollte. Für die psychische Verarbeitung jedenfalls ist eine gute medizinische und menschliche Behandlung von großer Bedeutung. Dazu gehört natürlich auch eine genaue Aufklärung über den Eingriff. Außerdem sollte jede Frau die Möglichkeit haben, sich frei zu entscheiden, ob sie eine örtliche Betäubung oder eine Vollnarkose vorzieht.

Die Folgen

Das Befinden kurz danach

Das vielleicht augenfälligste Ergebnis unserer Studie ist die große Differenz in der Befindlichkeit vor und nach dem Schwangerschaftsabbruch. Für viele Frauen ist die Zeit bis zum Abbruch sehr viel belastender als der Eingriff selbst oder die Zeit danach. Direkt nach dem Abbruch erlebten die meisten Frauen Gefühle der Erleichterung und Befreiung.

Den Unterschied in der Befindlichkeit macht eine Frau sehr deutlich. Sie beschrieb die Zeit zwischen dem Schwangerschaftstest und dem Abbruch als «tote Zone», in der sie über nichts habe nachdenken und ihre Zukunft nicht habe planen können. Nach dem Abbruch hatte sie das Gefühl, eine ungewollte Last sei von ihr genommen, der alte Normalzustand wieder da, «ich bin wieder ich selber».

Viele der Frauen berichteten, wie gut es war, hinterher Ruhe und Zeit für sich selbst zu haben, versorgt zu werden oder mit ihnen nahestehenden Menschen zu sprechen. So erinnerte sich eine der Befragten daran, daß die Tage danach wie Erholung gewesen waren. Sie habe sich hingelegt, geruht, gelesen, habe schönes Essen bekommen oder sei auch mal in die Sonne hinausgegangen.

Einige hatten erwartet, daß es ihnen schlechtgehen müsse und waren verblüfft, daß die Depressionen ausblieben. Eine Frau fühlte sich fast schuldig, daß sie keine Trauer spürte. Sie hatte gehört, daß es einem hinterher schlechtgehe und man den Abbruch bedauere.

Aber nicht allen Frauen ging es sofort nach dem Schwangerschaftsabbruch so gut. Manche fühlten sich verunsichert und irritiert, hatten Gewissensbisse oder waren traurig. Im Gegensatz zu den Frauen, denen es sofort gutging, waren diese bereits vor, aber insbesondere nach dem Eingriff häufiger allein. Das heißt, es fehlte ihnen in dieser besonderen Situation an Unterstützung, sie konnten über ihren Schwangerschaftsabbruch nicht sprechen oder wollten es nicht. Oder aber es handelte sich um Frauen, die sich selber ohnehin eher als sozial isoliert beschreiben.

Auch den Frauen, deren Partnerschaft bereits vor der Schwangerschaft oder durch diese in eine Krise geraten war, ging es häufiger zunächst nicht gut. Sie hatten zusätzlich zur Verarbeitung des Eingriffs damit zu tun, die Probleme in der Beziehung zu bewältigen, und erhielten von ihrem Partner wenig Unterstützung.

Wie sich zeigte, sind kurzfristige psychische Irritationen kein Hinweis auf andauernde Komplikationen, sondern meistens Teil eines ganz normalen Verarbeitungsprozesses. Deutlich wurde insbesondere in den Interviews mit Frauen, deren Schwangerschaftsabbruch erst wenige Wochen zurücklag, daß sie für die Verarbeitung des Eingriffs und der anstrengenden Zeit davor Zeit und Ruhe benötigten. Für Frauen, die einen Schwangerschaftsabbruch vor sich haben, ist es also wichtig, einige Tage der Ruhe einzuplanen und sich diese zu gönnen.

Unerwartete positive Folgen

Diejenigen Frauen, deren Schwangerschaftsabbruch zum Zeitpunkt der Befragung ein Jahr oder acht bis zehn Jahre zurücklag, konnten uns Auskunft darüber geben, in welcher Weise dieser sie auch später noch beschäftigt oder beeinflußt hatte. Wir erfuhren etwas über längerfristige Folgen bzw. persönliche Veränderungen. Für einige Frauen blieb es dabei, daß sie zufrieden mit ihrer Entscheidung waren und damit, daß sie den Eingriff gut hinter sich gebracht hatten. Der Schwangerschaftsabbruch führte auch langfristig zu keinen Veränderungen.

Von vielen anderen erfuhren wir etwas über längerfristige Folgen bzw. persönliche Veränderungen. Insgesamt überwogen die positiven die negativen Folgen bei weitem: Fast alle Befragten konnten mindestens eine positive Veränderung benennen oder äußerten sich sehr zufrieden mit ihrem jetzigen Leben.

So sagten mehrere Frauen, der Schwangerschaftsabbruch sei eine wichtige Erfahrung gewesen bzw. bedeute für sie ein Stück Lebenserfahrung. Es seien Denkprozesse in Gang gesetzt worden, und ihr Leben habe sich damals im Umbruch befunden. Eine Frau sprach von Aufbruchstimmung, nach dem Abbruch habe ihr Leben begonnen, sich in für sie positiver Weise zu verändern. Eine andere hatte eine Art Bilanz für ihr Leben gezogen. Eine weitere meinte, sie sei reifer und selbstbewußter geworden, da sie selbst in der Lage gewesen sei, eine so wichtige Entscheidung für sich richtig zu treffen. Eine Frau, die zum Zeitpunkt des Abbruchs erst neunzehn Jahre alt war, war stolz auf sich, besonders darauf, daß sie diese Situation allein auch gegen die gesellschaftlichen Hürden bewältigt hatte. So hatten manche Frauen, wenn die Entscheidung bewältigt war, das Gefühl, mehr Verantwortung für ihr eigenes Leben übernommen zu haben.

Viele Frauen bezeichneten es als positiv, einen Blick für die «Kinderfrage» bekommen zu haben. Einige freuten sich über ein Gefühl von Fruchtbarkeit und ein neues Körperbewußtsein, das sie durch das Erlebnis der Schwangerschaft gewonnen hatten. Diese Freude allerdings konnten sich manche erst zugestehen, nachdem ihnen klargeworden war, daß Lust am Schwangersein nicht automatisch mit dem Zwang zum Austragen der Schwangerschaft gleichzusetzen ist. Die Lust war erst spürbar geworden, nachdem sie sich zugestehen konnten, daß sie über den Ausgang der Schwangerschaft frei entscheiden können.

Wie bereits erwähnt, war für einen großen Teil der Befragten die Entscheidung zum Abbruch eng mit der Beziehung zum Partner verknüpft. Viele empfanden es als positiv, daß es in oder nach dieser Zeit zu einer Klärung der Beziehung kam, selbst wenn diese manchmal in einer Trennung endete. Aber dazu mußte es nicht immer kommen. Beispielsweise fühlte sich eine Frau erstmalig unabhängig von ihrem Partner, weil sie es geschafft hatte, allein zu entscheiden und es zu verantworten. Dies stellte sich schließlich als unerläßliche Voraussetzung für einen Neuanfang in ihrer Beziehung heraus.

In der Öffentlichkeit ist das Bild verbreitet, daß eine Abtreibung für die Frau ein traumatisches Erlebnis ist. Auch viele der Befragten gingen davon aus. Insofern ist das Ergebnis unserer Studie überraschend. Weit entfernt davon, in ihrem Schwangerschaftsabbruch eine persönliche Katastrophe oder ein notwendigerweise traumatisierendes Erlebnis zu sehen, ergaben die Gespräche ein anderes Bild: Sie zeigen, daß eine ungewollte Schwangerschaft und die daraus resultierende Entscheidung zu ihrem Abbruch ein wichtiges, manchmal auch schmerzhaftes und oft das Leben veränderndes Ereignis ist, das durchaus positive Folgen haben kann. Wie andere wichtige Lebensereignisse auch, kann dieser Prozeß einen Zuwachs an Kompetenz für die eigene Lebensgestaltung mit sich bringen.

Negative Folgen

Etwa ein Drittel der Teilnehmerinnen unserer Studie nannte mindestens eine negative Folge des Schwangerschaftsabbruchs. Dazu zählten länger anhaltende Schuldgefühle, die sich manchmal auf eine Umgebung zurückführen ließen, die dem Abbruch negativ gegenüberstand. In wenigen Fällen stand ein Schwangerschaftsabbruch in so starkem Widerspruch zu moralischen oder religiösen Vorstellungen der Frau, daß dieser sich nicht oder nur sehr schwer auflösen ließ. Manche Frauen berichteten, daß sie noch über einen längeren Zeitraum traurig gewesen seien, manchmal auch dann, wenn sie die Entscheidung nach wie vor für richtig hielten. Während die meisten Frauen die Klärung ihrer Beziehungskonflikte, auch wenn sie zu einer Trennung führte, eher positiv bewerteten, bezeichneten zwei den Bruch in ihrer Partnerschaft als negative Folge des Schwangerschaftsabbruchs. Bei einer waren die Probleme erst seit kurzer Zeit aufgetreten, die andere war nach dem Abbruch von ihrem Freund verlassen worden. Bei beiden stand der Schmerz darüber noch stark im Vordergrund. Ihre Probleme sind also nicht durch den Schwangerschaftsabbruch verursacht worden, sondern wurden durch die ungewollte Schwangerschaft aufgedeckt bzw. aktualisiert. Viele Beratungsgespräche im Familienplanungszentrum bestätigen, daß Frauen, die nach einem Schwangerschaftsabbruch noch Probleme hatten, oft nicht die getroffenen Entscheidungen bereuen oder unter Problemen leiden, die durch den Abbruch selbst verursacht wurden, sondern daß es häufig um Beziehungsprobleme geht, die durch die ungewollte Schwangerschaft aufgedeckt worden waren.

Eine Frau, deren Abbruch zehn Jahre zurücklag, hatte zunächst keine Probleme gehabt, fragte sich aber im nachhinein mit einem Gefühl des Bedauerns, ob sie nicht die Chance einer großen Familie verpaßt habe. Auch andere Frauen stellten sich die Frage, was gewesen wäre, wenn sie diese Schwangerschaft ausgetragen hätten. Meistens war dieses aber eine hypothetische Überlegung, ohne daß der Schwangerschaftsabbruch bedauert wurde.

Eine weitere Frau bereute nicht den Schwangerschaftsabbruch, aber die Sterilisation, die sie gleich im Anschluß hatte durchführen lassen. In der ersten Zeit war sie damit sehr zufrieden gewesen und hatte diese als Befreiung erlebt. Heute empfindet sie den Schritt als Selbstverstümmelung.

Festgehalten werden muß, daß auch Frauen, die negative Folgen beschrieben, doch gleichzeitig sagten, daß sie ihre Entscheidung wieder so treffen würden. Betrachtet man die Ergebnisse dieser Studie hinsichtlich der psychischen Folgen, so fällt der eklatante Unterschied zwischen der öffentlichen Meinung und dem Erleben der Frauen auf. Der Hintergrund ist wohl darin zu suchen, daß es gesellschaftlich unerwünscht ist, innerlich gestärkt und ohne wesentliche Beeinträchtigungen eine Abtreibung zu bewältigen. Positive Auswirkungen werden tabuisiert.

Sexualität und Verhütung

Viele Frauen schilderten, daß sie in der ersten Zeit nach dem Schwangerschaftsabbruch große Angst hatten, erneut schwanger zu werden.

So überdachten fast alle Frauen ihr Verhütungsverhalten oder änderten dieses, da sie darin verunsichert worden waren. In den Gesprächen wurden Unzufriedenheit mit den bestehenden Verhütungsmitteln und deren Unzulänglichkeiten sichtbar, da immerhin mehr als die Hälfte der Frauen verhütet hatte, als sie schwanger wurde. Das bedeutet, daß eine häufig beschlossene Verbesserung des Verhütungsverhaltens oft nur kurzfristig ist, da sie bereits an den unzureichenden Möglichkeiten scheitern muß.

Eine Frau war mit Spirale schwanger geworden, hatte nach dem Abbruch mit ihrem Mann lange über eine Sterilisation diskutiert und war inzwischen zur Benutzung von Kondomen übergegangen. Eine andere berichtete von ihrer Reise durch den «Verhütungsdschungel». Früher hatte sie bereits ein Diaphragma benutzt; nach dem Abbruch nahm sie kurz die Pille, die sie aber nicht vertrug, dachte erneut an ein Diaphragma, entschied sich aber zusammen mit ihrem Freund für Kondome. Inzwischen sagt sie, sie hoffe, die nächste Schwangerschaft austragen zu können.

Eine Frau, die bereits vor dem Schwangerschaftsabbruch

Geschlechtsverkehr für sich nicht als befriedigend erlebt hatte und Verhütungsmittel als unangenehm empfand, konzentrierte sich jetzt mit ihrem Freund auf andere Praktiken, die eine Schwangerschaft ausschließen. Der Abbruch hatte sie darin bestärkt. Bei den meisten jedoch hat sich die Sexualität, abgesehen von den Irritationen durch die Verhütung, offensichtlich nicht geändert. Nur wenige berichten von negativen Veränderungen. Eine mit dem Schwangerschaftsabbruch in Verbindung stehende Partnerkrise führt häufig zu sexueller Unlust bzw. körperlicher Ablehnung des Partners. Meistens lösen sich diese sexuellen Probleme mit der Lösung des Partnerkonflikts ebenfalls auf. Eine Frau, die ein Jahr nach dem Abbruch von ihrem Partner getrennt war, sagte allerdings, am liebsten wolle sie erst dann wieder Geschlechtsverkehr haben, wenn sie dann mit einem neuen Mann sich auch vorstellen könne, ein Kind zu zeugen. Eine andere Frau empfand zunächst einen inneren Widerstand gegen das Eindringen in ihre Scheide beim Geschlechtsverkehr. Für sie war die letzte Erinnerung das Gefühl von Metall in ihrer Scheide gewesen. Sie sagte, sie habe etwa zwei Monate Zeit für eine Wiederannäherung gebraucht.

Kinderwunsch und Kinderkriegen

Für alle Frauen bedeutet eine Schwangerschaft, sei sie gewollt oder nicht, eine Auseinandersetzung mit der eigenen Fruchtbarkeit und den Lebensperspektiven. Dieses kann die bewußte Entscheidung für ein Leben ohne eigene Kinder bedeuten. Etwa ein Drittel der von uns Befragten sagte, daß sie durch die ungewollte Schwangerschaft erstmalig den Wunsch nach einem Kind gespürt haben.

So sagte eine Frau, die inzwischen Mutter eines dreijährigen Kindes ist, sie habe im Zusammenhang mit ihrem damaligen Schwangerschaftsabbruch einen Blick für Kinder bekommen und sich gefreut, wenn eine Bekannte Mutter geworden sei. Immer habe sie diese Kinder anfassen, hochheben oder auf sie aufpassen wollen.

Eine andere hatte insgesamt drei Abbrüche, zwei vor mehreren Jahren und den letzten ein Jahr vor dem Interview. Das letzte Mal habe sie sich eigentlich vorher ein Kind gewünscht. Als aber die Schwangerschaft festgestellt wurde, sei sie zu ihrem eigenen Erstaunen gar nicht erfreut, sondern nur erschrocken gewesen. Entgegen ihrer Erwartung habe sie Angst bekommen, daß ihr eigenes Leben jetzt aufhöre. Nach einem schwierigen Entscheidungsprozeß habe sie sich für den Abbruch entschieden. Geholfen habe ihr das Verständnis ihres Partners und einer Freundin, die sie dennoch akzeptiert hätten. Sie habe verstanden, daß sie nicht schlecht sei, wenn sie diese Schwangerschaft nicht austragen könne. Inzwischen habe sie begonnen, ihr Leben besser in die Hand zu nehmen. Sie hoffe jetzt, eine nächste Schwangerschaft austragen zu können.

Für ältere Frauen kann die Entscheidung zum Schwangerschaftsabbruch auch bedeuten, sich damit auseinanderzusetzen, endgültig kinderlos zu bleiben. Eine vierzigjährige Frau, die vor zehn Jahren einen Abbruch hatte, beschrieb, wie sie in den letzten drei Jahren noch einmal in Gedanken mit der damaligen Schwangerschaft beschäftigt gewesen sei. Sie denke heute, daß die Entscheidung für ein Leben ohne eigene Kinder für sie richtig war.

Mehrere der Frauen, die nach dem Schwangerschaftsabbruch Mütter geworden waren, berichteten, daß die vorangegangene ungewollte und abgebrochene Schwangerschaft Einfluß auf ihre Entscheidung für das Kind gehabt habe. Eine Frau war ein Jahr nach dem Eingriff, zum Zeitpunkt des Interviews, hoch schwanger. Auch diese zweite Schwangerschaft war nicht geplant gewesen, sondern durch ein Versagen des Verhütungsmittels zustande gekommen. Sie glaubte, der Schwangerschaftsabbruch sei notwendig für ihre innere Auseinandersetzung mit der Frage gewesen, ob sie ein Kind wolle oder nicht. Nur so habe sie sich entscheiden können, die zweite Schwangerschaft auszutragen.

Eine andere Frau, die ein vierjähriges Kind hat, hatte vorher im Alter von 16 und 19 Jahren zwei Schwangerschaftsabbrüche. Beim ersten sei es keine Frage gewesen, da sie viel zu jung war, beim zweiten habe sie sich zuerst gefreut, dann aber verstanden, daß ihre Lebenssituation für ein Kind sehr ungünstig sei. Als sie ungeplant das dritte Mal schwanger wurde, sei ihr durch die beiden früheren Abbrüche sehr klar gewesen, daß *sie* die Entscheidung treffen könne und dürfe. Aus der ungeplanten Schwangerschaft sei dann ein Wunschkind geworden.

Die Mütter, die an unserer Befragung teilnahmen, wurden gefragt, auf welche Weise – im Vergleich zu der Entscheidung zum Schwangerschaftsabbruch – die Entscheidungen für die Kinder zustande gekommen waren. Der größte Teil berichtete von Wunschschwangerschaften. Seltener sagten sie, es sei einfach passiert. Einige fanden diese Entscheidung genauso schwierig, wie die zum Schwangerschaftsabbruch. So sagte eine Frau, sie bereue ihre Entscheidung zum Austragen der Schwangerschaft nicht, könne aber bis heute nicht sagen, was damals den Ausschlag gegeben hätte. Es sei, wie auch bei ihrem Schwangerschaftsabbruch, ein wochenlanges Hin und Her gewesen. Eine Mutter von zwei Kindern, die nach der Geburt der Kinder einen Abbruch hatte, erzählte, bei jeder Schwangerschaft sei ausführlich diskutiert und nach der besten Lösung gesucht worden. Sie ist mit allen Entscheidungen zufrieden.

Jede ausgetragene und sogar jede gewünschte Schwangerschaft ist für die Frau von mehr oder weniger ausgeprägten und bewußten Ambivalenzen begleitet. Das ist gesellschaftlich wenig akzeptiert. Verbreitet ist allein das Bild der strahlenden werdenden Mutter, für die es nur Freude, aber keine Zweifel gibt. Wenn wir uns aber vergegenwärtigen, auf welch grundlegende Weise sich meistens das gesamte Leben verändert, sind Ambivalenzen leicht nachvollziehbar. Dies gilt für geplante und gewünschte Schwangerschaften, aber sicher noch stärker für ungeplante und zunächst ungewollte Schwangerschaften, die dann ausgetragen werden.

Eine ungeplante Schwangerschaft, die durch einen Abbruch beendet wird, kann gleichzeitig eine innere Annäherung an den Wunsch nach einem Kind mit sich bringen und wird insofern von der Frau als positive Entwicklung erlebt. Nicht nur von den befragten Frauen wissen wir von dieser Annäherung an die Mutterrolle, sondern auch viele Beratungsgespräche im Familienplanungszentrum zeigten uns, daß solch ein Prozeß keine Seltenheit ist. Insofern können durch Abbruch beendete Schwangerschaften manchmal so etwas wie ungeplante Probeschwangerschaften sein.

Hinderliches bei der psychischen Verarbeitung

Aus der praktischen Arbeit im Familienplanungszentrum wissen wir, daß es für manche Frauen schwieriger ist als für andere, einen Schwangerschaftsabbruch zu verarbeiten. Sie wirken im Beratungsgespräch oder vor dem Eingriff angespannter, haben mehr Angst vor dem Abbruch oder sind danach sehr niedergeschlagen. In den Interviews haben wir danach gefragt, welche besonderen Bedingungen die Frauen für sich persönlich als hinderlich erlebt haben.

Alle befragten Frauen hatten den Eingriff in örtlicher Betäubung vornehmen lassen, und sie hatten sich dafür bewußt entschieden. Sie hatten alle die gleichen Bedingungen beim Eingriff selbst. Wir konnten deshalb Auskunft darüber erhalten, welche Faktoren davon abgesehen eine gute psychische Verarbeitung erschwerten oder verhinderten.

Als negativ erlebten Frauen es häufig, wenn sie keine oder die falsche Art von Unterstützung bekamen. Viele wünschten sich in erster Linie Unterstützung von ihrem Partner in Form von Gesprächen und Anteilnahme, Begleitung zum Eingriff und Betreuung danach. Da aber oft durch die ungewollte Schwangerschaft Konflikte in der Beziehung offengelegt wurden oder sich verschärften, konnten sie das erhoffte Verständnis nicht bekommen. Das war besonders der Fall, wenn die Frau einen Schwangerschaftsabbruch wünschte und der Mann dagegen war, oder im häufiger berichteten Fall, wenn die Frau sich wünschte, die Schwangerschaft auszutragen, und der Partner nicht bereit war, sie zu unterstützen.

Besonders schwer war es für Frauen, wenn er sich ausdrücklich gegen ein Kind aussprach. Aber auch eine Haltung des Mannes, die zwar der Frau die Entscheidung zubilligt, ihr aber gleichzeitig signalisiert, daß sie allein die Verantwortung für die Kindererziehung und alle dadurch in der Beziehung auftretenden Schwierigkeiten zu tragen habe, wird natürlich als nicht hilfreich erlebt. Die Frauen berichteten, wie allein gelassen sie sich dann fühlten. So ist häufig der naheliegende Wunsch nach Unterstützung durch den Partner schwierig zu verwirklichen und wird zur Enttäuschung. Ein «Ausklinken» des Mannes wurde als besonders verletzend erlebt.

Unterstützung von anderen Personen zu erhalten war dann schwierig, wenn die Schwangere aus Angst, mit ihrer Entscheidung nicht akzeptiert zu werden, den Schwangerschaftsabbruch verheimlichte. Wenn die Umgebung dagegen eingestellt ist, kann diese Angst realistisch und ein notwendiger Schutz sein. Manchmal aber waren eigene Schuldgefühle und Ängste so stark, daß diese Frauen sich eine positive Reaktion der Umwelt gar nicht vorstellen konnten. Einige Frauen waren mit abwertenden und bevormundenden Reaktionen von Personen konfrontiert, gegen die es schwer ist, sich zur Wehr zu setzen. Dabei ging es hauptsächlich um Frauenärztinnen und -ärzte, denn diese erfuhren meistens von der ungewollten Schwangerschaft. Solche Reaktionen waren besonders dann sehr entmutigend, wenn die Frau keine vertraute Person hatte, mit der sie darüber sprechen konnte und die ihr Rückhalt gab.

Auch gutgemeinter Rat erwies sich als wenig hilfreich. Wenn Freundinnen und Verwandte meinten, sie wüßten schon, welche Entscheidung richtig sei, und versuchten, diese Meinung der Frau, die noch im Entscheidungsprozeß stand, nachdrücklich nahezubringen, standen sie ihr damit eher im

Wege. Oft scheint es für andere schwierig zu sein, von eigenen Erfahrungen abzusehen und der betroffenen Frau ihre individuelle Entscheidung zuzubilligen. So sagte eine der Befragten, die Gespräche mit Freundinnen seien nicht hilfreich gewesen. Sie habe immer das Gefühl gehabt, es ginge gar nicht um sie, sondern um möglicherweise eigene schlechte Erfahrungen der Freundinnen.

Es kann schwer sein, sich selbst, dem Partner oder anderen Menschen gegenüber einzugestehen, daß manchmal trotz der als richtig empfundenen Entscheidung, die Schwangerschaft nicht auszutragen, ein Verlust zu betrauern ist. Besonders die Frauen, die ihren Entschluß zum Schwangerschaftsabbruch sehr verteidigen mußten, glaubten nun, ihre Trauer nicht zeigen zu dürfen. Ein Verbot zu trauern aber kann die psychische Bewältigung sehr erschweren.

Zusätzliche Belastungen, wie z. B. bereits vorher bestehende psychische Probleme, können dazu beitragen, daß die Zeit um den Schwangerschaftsabbruch zu einer Krise wird. Allerdings gab es unter den Interviewten ein positives Gegenbeispiel: Eine Frau, die sich kurz vor der Schwangerschaft in stationärer, psychiatrischer Behandlung befunden hatte und sich selbst als psychisch nicht sehr stabil bezeichnete, sagte, sie habe durch die Bewältigung dieser Situation gelernt, mehr Verantwortung für sich zu übernehmen. Für sie hatte der Schwangerschaftsabbruch keine negativen Folgen.

Wenn andere Belastungen zeitlich mit der ungewollten Schwangerschaft und dem Schwangerschaftsabbruch zusammenfielen, z. B. anstehende Prüfungen oder Krankheit, führte es dazu, daß sich die Belastungen vor dem Eingriff summierten. Auch hinterher fehlte dann oft die notwendige Zeit und Ruhe für die Verarbeitung des Erlebten.

Zeitdruck, wenn die Schwangerschaft recht spät festgestellt wurde, und organisatorische Hürden gestalteten die Zeit bis zum Eingriff manchmal besonders belastend. Frauen hatten Angst, innerhalb der gesetzlichen Frist keinen Schwangerschaftsabbruch zu bekommen. Diese Angst empfanden auch einige Frauen vor der gesetzlich vorgeschriebenen Beratung. Sie fürchteten, ihre Gründe könnten nicht anerkannt und damit die Beratungsbescheinigung verweigert werden. Viele Frauen wußten nicht, welche gesetzlichen Auflagen bei einem Schwangerschaftsabbruch einzuhalten sind, und sie wußten nicht, wie und wo solche Eingriffe durchgeführt werden. Manche mochten sich nicht an ihre Gynäkologin bzw. ihren Gynäkologen wenden. Die Belastungen dadurch müssen im Zusammenhang mit dem gesellschaftlichen Tabu des Schwangerschaftsabbruchs gesehen werden.

Viele Frauen erlebten die Wartezeit bis zum Eingriff als unangenehm, dennoch erachteten sie diese oft als notwendig, um sich über ihre Entscheidung wirklich klarzuwerden. In seltenen Fällen scheint die Zeit trotzdem nicht ausgereicht zu haben: Wenn die Frau für sich persönlich nie mit der Möglichkeit eines Schwangerschaftsabbruchs gerechnet hatte oder wenn sie hinsichtlich der Entscheidung sehr ambivalent war, konnte es für sie schwer sein, innerhalb der begrenzten Zeit zu einer Entscheidung zu kommen. Das bedeutete dann extremen psychischen Streß.

Solche Frauen waren zu einer Entscheidung gezwungen, zu der sie in befristeter Zeit nur schwer in der Lage waren. Auch wenn moralische Bedenken gegen einen Schwangerschaftsabbruch bestehen, sie sich aber dennoch dazu gezwungen sahen, gerieten sie dadurch in einen psychischen Zwiespalt, der sich manchmal nicht oder nur schwer auflösen ließ.

Alle befragten Frauen gaben Auskunft darüber, welche Faktoren für sie belastend waren. Und sie konnten genau benennen, was sie gebraucht hätten, um mit der schwierigen Situation einer ungewollten Schwangerschaft und dem folgenden Abbruch kurz- und langfristig besser zurechtzukommen. Zusammenfassend läßt sich sagen, daß im wesentlichen zwei Faktoren eine gute psychische Verarbeitung beeinträchtigen. Besonders hinderlich ist, wenn die Frau kein soziales Umfeld hat – insbesondere Partner und Freundinnen –, das ihr die notwendige Unterstützung gibt. Das zweite Hindernis ist in der gesellschaftlichen Ächtung des Schwangerschaftsabbruchs zu suchen, die sich z. B. im Urteilsspruch des Bundesverfassungsgerichts vom Mai 1993 ausdrückt, in dem Abtreibungen, auch nach erfolgter Beratung, als straffrei, aber nicht als rechtmäßig gelten. Die Frauen sind mit diesem gesellschaftlichen Klima konfrontiert in einer Situation, die für sie ohnehin voller widersprüchlicher Gefühle ist. Es zeigte sich, wie schwer es für sie ist, sich von moralischen Verurteilungen unabhängig zu machen.

Hilfreiches bei der psychischen Verarbeitung

Alle befragten Frauen äußerten sich sehr eindeutig zu der Frage, was sie als unterstützend empfanden, um das Erlebte gut bewältigen zu können. Besonders wichtig fanden viele Gespräche und Unterstützung durch andere Frauen. An erster Stelle standen hier Freundinnen, gefolgt von Schwestern, Kolleginnen, Mitbewohnerinnen, den eigenen Müttern, Beraterinnen und verständnisvollen Frauenärztinnen. Für einige Frauen war es besonders wichtig, mit Freundinnen zu sprechen, die bereits eine Abtreibung hinter sich hatten. Im Sinne einer «Aufhebung des Schweigegebots» berichtete eine Interviewte, sie habe jede ihr bekannte Frau gefragt, ob diese schon eine Abtreibung gehabt hätte. Und sie habe sich von jeder berichten lassen, wann und wo sie es gemacht habe. Sie selbst sei die Jüngste in ihrer Umgebung gewesen und habe festgestellt, daß die meisten schon einen Abbruch gehabt hätten. Das habe sie beruhigt, und sie habe gewußt: «Es ist zu schaffen. Es ist kein Verbrechen. Es ist nicht das Schlimmste, was dir passieren kann.»

Eine andere Frau, die sich gefreut hatte, schwanger zu sein, fand es besonders positiv, daß sie durch ihre Freundinnen wieder mit der Realität konfrontiert wurde, nachdem sie zunächst auf einer «rosaroten Wolke» geschwebt hatte.

Eine Frau wurde gemeinschaftlich von ihrer Mutter und der Schwiegermutter unterstützt. Während eine sich um die Kinder kümmerte, hatte die andere für das Mittagessen und den Haushalt gesorgt.

Wenn die Beziehung zum Partner nicht gestört war, fanden

viele Frauen es ausgesprochen hilfreich, mit ihm zu sprechen und von ihm zum Abbruch begleitet zu werden. Oder sie konnten es genießen, nachher von ihm versorgt zu werden. Besonders dann, wenn die Entscheidung gemeinsam getroffen oder getragen wurde, konnte ein starkes Gefühl von Zusammengehörigkeit entstehen.

Für einige war das Beratungsgespräch im Familienplanungszentrum oder in einer anderen Pro-Familia-Beratungsstelle hilfreich. Wenn die Frau mit niemandem oder nur sehr wenigen Personen ihrer Umgebung über den bevorstehenden Schwangerschaftsabbruch sprechen konnte, machte sie hier die Erfahrung einer «Beratung ohne Ratschläge», d.h., sie wurde mit ihrer Entscheidung und ihren Gründen akzeptiert. Es mag erstaunen, wie positiv einige Frauen die Beratung erlebten, denn es handelt sich doch um eine gesetzlich verordnete Beratung. Doch die Aussagen der Frauen zeigen, was daran dennoch für sie hilfreich war. Seit dem Urteil des Bundesverfassungsgerichts dient die Beratung dem Schutz des ungeborenen Lebens und soll «ergebnisoffen und zielorientiert» zugleich sein. Wenn Frauen trotz dieser Auflage die Beratung als offen und akzeptierend erleben, dann ist zu vermuten, daß die Beraterinnen einen erstaunlichen Seiltanzakt vollbringen.

Mehrere der Befragten sagten ausdrücklich, daß sie nach dem Eingriff keine Unterstützung benötigt hätten, da es ihnen sofort recht gut ging. Sie führten dies auf ihr eigenes «Selbst-Bewußtsein» zurück. Meist waren sie sofort zum Schwangerschaftsabbruch entschieden gewesen und hatten sich deshalb wenig belastet gefühlt.

Ein überaus wichtiger Faktor für die positive Verarbeitung scheint die Zeit zu sein: Wie bereits erwähnt, empfanden viele Frauen die Wartezeit bis zum Eingriff gleichermaßen als belastend und notwendig. So haben wir im Familienplanungszentrum in vielen Beratungsgesprächen mit Frauen, die Unterstützung bei der Entscheidungsfindung suchen, festgestellt, daß die Aufforderung, sich noch etwas Zeit zuzugestehen, sehr entlastend und hilfreich wirken kann.

Auch für die Zeit nach dem Schwangerschaftsabbruch haben viele Frauen berichtet, wie gut es ihnen getan habe, sich noch einige Tage der Ruhe und des Rückzugs vom Alltag nehmen zu können. Besonders dann, wenn die Phase vor dem Eingriff als sehr belastend erlebt wurde, benötigte nicht nur der Körper, sondern auch die Seele danach etwas Ruhe.

Die Bedeutung der zeitlichen Verarbeitung wurde auch auf einer anderen Ebene deutlich: Einige Frauen, deren Eingriff erst wenige Wochen zurücklag, waren noch sehr mit der psychischen Bewältigung beschäftigt. Manchmal hatten wir den Eindruck, daß die Teilnahme am Interview auch dabei helfen sollte, das Erlebte ein Stück mehr zu verarbeiten. Ganz anders verliefen die Interviews, wenn der Abbruch mehrere Jahre zurücklag. Diese Frauen schilderten eine abgeschlossene, abgerundete Geschichte, die ein verarbeitetes und integriertes Erlebnis beschrieb.

Mehrere Frauen führten eine Art von innerem Dialog mit dem Embryo. So erklärte eine der Befragten ihm ihren Wunsch, ein Kind solle ein schönes Leben haben, die richtige Umgebung, viel Zeit und Geborgenheit. Das aber hätte sie ihm nicht geben können. Wir waren erstaunt, wie in den Interviews immer wieder dieses Thema auftauchte, hatten wir doch in Beratungsgesprächen nur selten davon gehört. Wir stellten fest, daß es den Frauen oft nicht leichtfiel, über so intime innere Prozesse zu sprechen, die sie offenbar selbst manchmal als irrational empfanden. Andererseits schien das Bedürfnis, darüber zu sprechen, so groß, daß sie sich dazu durchrangen. Und sie konnten wohl eher darüber sprechen, nachdem der Abbruch hinter ihnen lag. Die Frauen hatten diese Zwiegespräche als sehr hilfreich empfunden, um zu ihrer Entscheidung stehen zu können oder auch um sich von ihrer Schwangerschaft zu verabschieden.

Deutlich wurde, daß die Frage danach, was hilfreich ist für eine positive psychische Verarbeitung des Abbruchs, sich mit dem Stichwort «Akzeptanz in Wohlwollen» beantworten läßt. Nach allen Gesprächen läßt sich sagen, daß sich als ideal für die gute Verarbeitung eines Schwangerschaftsabbruchs eine Umwelt und eine Atmosphäre beschreiben lassen, in der die Frau offen über ihre Situation sprechen kann und ihr Verständnis entgegengebracht wird. Es ist wichtig, daß sie vor abwertenden Reaktionen sicher ist und sowohl zeigen darf, daß es ihr gutgeht, als auch traurig sein darf. Sie wird versorgt und verwöhnt, wenn sie dieses wünscht, aber nicht wie eine Kranke behandelt, wenn es ihr gutgeht.

Zur Frage der Moral

Der Schwangerschaftsabbruch ist kein beliebiger medizinischer Eingriff. Vielmehr ist er Gegenstand von intensiven politischen und moralischen Auseinandersetzungen. Kaum jemand ist ohne entschiedene Meinung dazu. Nach der geltenden gesetzlichen Regelung ist Abtreibung rechtswidrig, aber unter bestimmten Voraussetzungen straffrei.

Seit 1982 gibt es in der Bundesrepublik die Kampagne «Schutz des ungeborenen Lebens», die von der Bundesregierung mitgetragen wird. Die Bevölkerung hat angeblich nicht das richtige Bewußtsein. Sie soll dahin geleitet werden, zu erkennen, daß Abtreibung unrecht, unmoralisch und schuldhaft ist. Die innere Anpassung an die äußere Vorschrift wird angestrebt. Die Geschichte der Abtreibung jedoch zeigt deutlich, daß mit maßregelnden Gesetzen, mit Verboten, mit dem Tötungsvorwurf kein Anstieg der Geburtenzahlen und kein Rückgang der Abtreibungen eintritt. Erreicht wird, daß Frauen unter Schuldgefühlen leiden und den Abbruch verheimlichen. Dabei war es schon immer so: Frauen haben trotz Verboten abgetrieben. Sie haben sich nach ihrer eigenen Moral und besonders nach ihren eigenen Umständen gerichtet. Unsere Studie hat gezeigt, daß jeder einzelne Schwangerschaftsabbruch für die Frau ein Ereignis für sich ist, eingerahmt von bestimmten Lebensumständen. Wir wollten von den befragten Frauen wissen, wodurch sich die Entscheidung zum Schwangerschaftsabbruch von anderen wichtigen Entschlüssen im Leben abhebt. Welche moralischen Fragen stellten sich ihnen?

Alle Frauen, die wir befragten, waren sich einig darin, daß es sich um eine besonders wichtige Entscheidung handelt. Sie sei endgültig und ein Kompromiß nicht möglich. Einige Frauen bezeichneten die Möglichkeit, Mutter zu werden, als die größte denkbare Veränderung in ihrem Leben. Deshalb habe diese Entscheidung weitreichende Folgen. Mit ihr übernehme man eine große Verantwortung für sich selbst und ein anderes Lebewesen. So bezeichnete eine Befragte den

Schwangerschaftsabbruch als «nachträglich verantwortungsvolles Verhalten». Die Gestaltung ihres Lebens habe für sie Priorität. Sie wünsche keinem Kind, ungewollt zu sein, und hätte in ihrer Situation nicht ihr eigenes Kind sein mögen. Sie selbst sei von ihren Eltern gewünscht gewesen, und das sei ihr zugute gekommen.

Für einige Frauen war der Schwangerschaftsabbruch eine Grenzerfahrung. Sie hatten sich in seinem Verlauf intensiv mit ethischen Fragen wie Schuld und Autonomie auseinandergesetzt oder spürten die Entscheidungsmacht, ein Lebewesen nicht zu wollen. Dies war für einige schwer, andere hatten das Gefühl, daß es sich dabei um eine besondere weibliche Fähigkeit handelt, mit der sie den Männern etwas voraus haben. Unsere Frage allerdings, ob es sich dabei um eine besonders weibliche Form von Macht handele, wurde von den meisten Frauen verneint. Wir gewannen den Eindruck, daß diese Frage sie eher erschreckte.

Besonders deutlich formulierte eine Frau das Gefühl, mit dem Schwangerschaftsabbruch gegen eine herrschende Gesellschaftsnorm zu verstoßen. Sie widersetzte sich dem Gebot, Kinder zu gebären und eine traditionelle Frauenrolle zu übernehmen.

Ein großer Teil der Frauen hatte bereits vor der eigenen Abtreibung eine liberale Meinung zur Frage der gesetzlichen Regelung des Schwangerschaftsabbruchs. Sie meinten, Frauen müßten das Recht haben, selbst zu entscheiden. Bei einigen hatte sich die Haltung durch die eigene Erfahrung verändert. Sie äußerten sich jetzt engagiert dazu, daß jede Frau in der Lage sei, die richtige Entscheidung zu treffen, und daß ihre Entscheidung zu respektieren sei.

Es wurde deutlich, daß der Schwangerschaftsabbruch auch

für die befragten Frauen kein beliebiger medizinischer Eingriff ist. Auch wenn die Entscheidung eindeutig war, ging es für sie oft darum, Rechtfertigungsgründe vor sich und anderen zu finden. Dabei zeigte sich, daß die Gründe dafür, diese Schwangerschaft nicht auszutragen, trotz möglicher moralischer Bedenken bestehenblieben. Es ist beeindruckend, daß trotz des moralischen Überbaus und des Makels, der auf Abtreiberinnen liegt, so viele Frauen an dieser Erfahrung innerlich gewachsen sind. Sie sind «unmoralisch» in dem Sinne, daß sie die äußeren Vorschriften nicht verinnerlicht haben und sie nicht als eigenes Gewissen in sich tragen.

Teil II: Persönliche Berichte

Zwei Berichte von Frauen, die unter unwürdigen Bedingungen einen Schwangerschaftsabbruch erlebten. Sie erzählen stellvertretend für viele andere.

«Das war ganz schrecklich.»

Gudrun ist 42 Jahre alt, Lehrerin und verheiratet. Sie hat eine Tochter und einen Sohn. 1976 ließ sie einen Schwangerschaftsabbruch durchführen.

« Mein erster Schwangerschaftsabbruch war schrecklich. Ich war damals 19 Jahre alt und lebte in einer streng katholischen Umgebung. Ich war schwanger, weil mein Gynäkologe sich geweigert hatte, mir die Pille zu verschreiben, und ich es mit Knaus Ogino nicht so richtig hingekriegt habe. Ich war nicht aufgeklärt. Zu Hause durfte man das Thema Verhütung oder Sexualität überhaupt nicht ansprechen. Schrecklich war, daß ich offenbaren mußte, daß ich schwanger bin, aber ich brauchte ja Informationen, wo man abtreiben kann. Dann hatte ich eine Adresse bekommen, sechs Autostunden entfernt in einer völlig fremden Stadt, bei einem Gynäkologen, den ich noch nie gesehen hatte, mit dem ich nur telefoniert hatte. Mein Freund hat mich hingefahren. Als wir in die Praxis kamen, war da noch ein Anästhesist, was ich nicht gewußt hatte. Der wollte wohl auch noch mit daran verdienen. Ich wurde nur kurz begrüßt, dann wurde mir gesagt, ich solle mich ausziehen, aber vorher das Geld auf den Tisch legen. Dann ging es relativ rasant mit der Narkoseeinleitung. Als ich wieder aufwachte, war mein Freund schon bei mir. Er hat mir erzählt, er habe sich Sorgen gemacht, denn es hätte so lange gedauert. Ich habe hinterher überlegt, was die dort drinnen mit mir gemacht haben. Das waren zwei so dunkle Gestalten. Es war wie in einem Film – beide so düster, so dunkel die Räume. Es war ja nach Praxisschluß. Das war ganz schrecklich.

Es ging mir noch längere Zeit unheimlich schlecht, weil ich mit niemandem richtig darüber reden konnte, und mein Freund selbst so hilflos war. Das Ganze war 1976. Heute weiß ich, daß Abtreibungen damals auch legal möglich waren. »

«Die haben schlecht über mich geredet.»

Marie ist 35 Jahre alt, Krankengymnastin und lebt allein. Vor fünf Jahren hatte sie einen Schwangerschaftsabbruch. Die herabwürdigende Behandlung im Krankenhaus hat ihr mehr Schwierigkeiten bereitet als der Abbruch selbst.

« Ich kam in ein riesiges Zimmer mit vielen Betten. Da lag eine frisch operierte Frau. Neben ihr lag eine, die an der Brust operiert worden war, und eine andere hatte einen Kinderwunsch und war wegen irgendwelcher Untersuchungen da. Ich mochte nicht sagen, daß ich einen Schwangerschaftsabbruch vornehmen lassen wollte. Ich habe mir eine Notlüge ausgedacht und fühlte mich damit total elend. Für mich war kein Gespräch mehr möglich, und ich hatte Angst, daß der Arzt kommt und mich dumm anmacht.

Gegen Abend haben sie mich ins Bad geholt und meine Schamhaare abrasiert. Das fand ich ganz schrecklich. Ich fragte, wann ich denn drankommen würde. Die Schwester sagte: ‹Solche Sachen machen wir immer zum Schluß.›

Am nächsten Tag kam ich so um zwei Uhr dran. Mir wurden rote Stützstrümpfe angezogen und ein Flügelhemd und ich bekam eine Spritze. Danach waren alle, die mir entgegenkamen, riesig groß. Sie haben mich in einen OP-Raum geschoben. Am Fenster standen Menschen mit verschränkten Armen und Mundschutz. Ich wurde auf einen Stuhl gelegt. Meine Beine waren auseinander. Ich guckte durch meine Beine und sah diese Menschen mit den verschränkten Armen und dem Mundschutz. Die haben über mich geredet. Ich hatte das Gefühl, die reden schlecht über mich. Obwohl ich noch nicht eingeschlafen war, haben sie mir die Beine und Arme mit Lederriemen festgezurrt. Eine Ärztin sagte: ‹Ich lege Ihnen jetzt eine Kanüle.› Sie schaffte es nicht. Sie hat zwei- oder dreimal gestochen. Es tat so weh, daß ich zu heulen anfing. Ich habe irgendwas gesagt wie: ‹Ihr seid doch alles Schweine.› Die waren empört, haben auch etwas gesagt, aber dann war ich schon weg. Ich hatte noch das Gefühl, jetzt bin ich ihnen völlig ausgeliefert. Das fand ich richtig furchtbar. Die hatten alle Macht der Welt.

Als ich aufwachte, saß meine Freundin am Bett. Ich guckte unter die Bettdecke, da war alles blutig. Ich lag mit meinem Po und meinen

Oberschenkeln in einer Blutlache. Mir war unheimlich schlecht. Meine Freundin holte die Schwester, und die sagte: ‹Von so was kommt so was.›

Ich hatte eigentlich nicht das Gefühl, etwas Schlimmes getan zu haben, aber ich sollte wohl bestraft werden. Dabei hatte ich doch alles. Ich hatte die notwendigen Bescheinigungen und wollte eigentlich nur einen Abbruch. »

Wenige Wochen nach dem Schwangerschaftsabbruch

«Ich hatte so eine Angst – aber es war ein ganz besonderes Erlebnis»

Kerstin ist 28 Jahre alt, Buchhändlerin und lebt allein. Ihr Schwangerschaftsabbruch war vor drei Wochen. Sie ist noch damit beschäftigt, den Eingriff, vor dem sie große Angst hatte, und die Zeit davor zu verarbeiten.

« Es ist jetzt fast drei Monate her, daß ich zu meiner Frauenärztin ging, um mir die Pille verschreiben zu lassen. Ich ahnte schon, daß ich schwanger sein könnte. Ich hatte es nicht nachgeprüft, aber mir war übel, und ich fühlte mich irgendwie anders. Die Frauenärztin teilte mir dann tatsächlich mit, daß ich schwanger bin. Ich habe geweint und gelacht. Ich wußte gar nicht, was ich machen sollte. Ich war total durcheinander. Ich dachte: ‹Jetzt bin ich eine richtige Frau, ich kann Mutter werden.› Dann habe ich gedacht: ‹Nein, das geht doch nicht.›

Dann habe ich ziemlich viele Krisen erlitten. Es ging eine Woche aufwärts, dann wieder abwärts. Ich habe gemerkt, ich kann beides intensiv erleben, auch diese Freude am Mutterwerden. Ich dachte, jetzt fange ich an zu spinnen. Ich habe es gluckern und rauschen gehört, da badete irgendwas. Es war einfach irre. Dann wieder wollte ich das alles gar nicht. Ich habe keine ökonomische Basis für das Kind. Ich weiß nicht, ob die Partnerschaft hält. Die Bindung durch ein Kind wäre mir zu eng gewesen. Das wäre nicht gutgegangen.

Mein Freund hat sich gefreut. Er war ganz begeistert und konnte mein Abwehren nicht verstehen. Damit kam er nicht zurecht. Er hat sich ziemlich von mir zurückgezogen. Man könnte meinen, er sollte Mutter werden. Das war ganz erstaunlich. Das hatte ich nicht von ihm erwartet. Er konnte mich überhaupt nicht unterstützen in dieser schwierigen Zeit. Deshalb habe ich mich ziemlich allein gefühlt. Ich habe es Freundinnen mitgeteilt. Sie haben versucht, mich zu unterstützen, mir sowohl in die eine als auch in die andere Richtung Klarheit zu geben. Es war wichtig, darüber sprechen zu können, weil ich dachte, ich platze mit diesen vielen Gefühlen.

An dem Tag, an dem ich erfuhr, daß ich schwanger bin, sagte meine Gynäkologin zu mir: ‹Kümmern Sie sich um die Formalitäten. Umentscheiden können Sie sich immer noch. Sehen Sie zu, daß Sie sobald als möglich das Beratungsgespräch und die Bescheinigung darüber bekommen.› Ich ging zu Pro Familia, auch um noch ein bißchen mehr Klarheit zu finden. Gut war, daß die Beraterin mich so genommen hat, wie ich war, mit meiner Angst, mit meiner Freude. Sie hat mir zugehört, mich nicht kritisiert oder versucht, eine Entscheidung zu erzwingen. Sie hat es ein bißchen zusammengefaßt und es noch mal von verschiedenen Seiten beleuchtet. Das war für mich wichtig. Aber zur Klärung war es noch zu früh. Ich habe nie erwartet, daß mich das so sehr beschäftigen würde. Ich habe immer gehofft, daß es mir nie passiert. Ich dachte, wenn, dann würde ich das Kind auch bekommen.

Nachdem ich mich entschieden hatte, die Abtreibung machen zu lassen, bekam ich einen Termin in einer Klinik. Eine Freundin fragte mich: ‹Bist du dir auch ganz klar, daß du das da machen lassen willst?› Ich sagte: ‹Nein, irgendwie nicht.›

Aber ich wußte nicht, was mein Problem dabei war. Mir liefen die Tränen, und ich kriegte richtige Angstzustände. Ich wußte nur nicht, warum. Ich konnte es nicht in Worte fassen. Dann fiel es mir wie Schuppen von den Augen! Ich wußte gar nicht, was dort auf mich zukommen würde. Ich hatte so eine Angst! Ein Arzt hatte mir gesagt, bei meiner Angst wüßte er nicht, ob er es mit örtlicher Betäubung machen könne. Dann kam meine Freundin auf die Idee, daß ich ins Familienplanungszentrum gehen könnte. Ich könnte es mir anschauen und klären, was mich dort erwarten würde. Ich ging dorthin. Die Räume hatten so eine nette Ausstrahlung. Es war wie ein kleines ‹Willkommen› und ‹Es wird schon irgendwie gehen›. Ich hatte das Gefühl, als ich da auf dem Stuhl war und die Ärztin die Voruntersuchung machte, irgendwie ist das hier richtig. Du mußt nur den Mut haben und die Kraft, das auch durchzuführen, aber du wirst es gut überstehen. Ich hatte auf einmal so ein zuversichtliches Gefühl.

Ich hatte dann noch eine Woche Zeit, um zu mir zu kommen. Die Entscheidung war klar. Ich hatte trotzdem große Angst. Nicht davor, daß ich von dem Stuhl wieder runtergehen würde, sondern überhaupt dorthinzukommen. Es war ganz furchtbar! Eigentlich wollte ich alles ungeschehen machen.

Aber dann kam alles anders während der Behandlung. Zum einen, daß mich jemand die ganze Zeit berührt hat. Das war ein Erlebnis, das hätte ich nie erwartet. Die Krankenschwester hat mir die ganze Zeit den Bauch massiert. Sie hat mit mir gesprochen, mich wahrgenommen und sich um mich gekümmert. Ich habe mich wirklich aufgehoben gefühlt. Das war für mich ein ganz besonderes Erlebnis.

Ich habe Angst vor Sachen, die ich nicht kenne. Ganz besonders dann, wenn es mit körperlicher Nähe oder dem Zulassen von Berührungen zu tun hat, habe ich große Probleme. Die Angst wich dann Schritt für Schritt. Ich kriegte mit, daß die Krankenschwester die ganze Zeit über dableiben würde. Am Anfang hat es mich irritiert. Ich war gerührt und durcheinander. Ich hatte gedacht, da wird ganz viel passieren, was ich nicht mitbekomme. Aber ich spürte ja die ganze Zeit ihre Hand. Ich hatte das Gefühl, beteiligt zu sein. Die Ärztin hat gesagt, was sie gerade tut. Ich habe ein Ziehen gemerkt. Darauf hatten die beiden mich vorher hingewiesen. Sie haben mir gesagt, was ich zu erwarten hätte. Dann ging es ganz schnell vorbei. Ich war im Grunde genommen positiv überrascht, wenn das passend ist für diese Situation. Ich habe schon ein bißchen Schmerzen gehabt, aber im Verhältnis zu dem, was ich erwartet hatte, war das minimal. Ich weiß nicht, ob ich übertrieben reagiert habe. Ich kann mich da nicht einschätzen, weil ich keine anderen Frauen kenne, mit denen ich mich darüber ausgetauscht habe.

Eine Freundin meinte vorher: ‹Versuch doch, ein bißchen Abschied zu nehmen, damit es dir nicht ganz so schwer fällt.› Nach dem Eingriff lag ich auf einer Liege, und die Sonne schien auf mein Gesicht. Dann habe ich mit dem Baby ein bißchen gesprochen. ‹Mach's gut, und wir sehen uns wieder.› Dieses Wesen wird es vielleicht verstanden haben.

Ich spürte große Erleichterung, weil die Angst von mir abgefallen war. Ich war aber auch traurig. Aber ich war auch dankbar für dieses Erlebnis, daß meine Angst in Sicherheit umgeschlagen war.

Eine Freundin hatte mich begleitet. Ich fand es wichtig, daß ich mit jemandem sprechen konnte, den ich kenne, den ich mag. Meine Freundin hat mir später noch etwas gekocht.

Aber ich war noch angespannt, weil ich dachte: Was passiert jetzt noch? Ich habe an dem Tag auf Schmerzen gewartet, die aber nicht kamen. Nach und nach fiel die Angst dann ab. Ich habe zwar stärkere Blutungen bekommen, aber ich hatte an Sicherheit gewonnen, nachdem ich den Abbruch geschafft hatte. Mir hat auch geholfen, daß ich die Freiheit hatte, ein wenig krank zu sein, so daß ich Zeit für mich hatte.

Ich merke jetzt eigentlich erst, daß ich langsam wieder da ankomme, wo ich vorher war. Dieser Nebel, diese Schwere fängt an, sich zu verändern. Es drückte irgend etwas auf meine Schultern. Das fängt jetzt langsam an, sich zu verändern. Und ich nehme immer noch Abschied. Ich habe noch nicht richtig losgelassen. Manchmal merke ich das, wenn ich Frauen mit Kindern sehe.

Was ich unmöglich fand, war dieser Gang zum Sozialamt. Daß ich mich dort einem fremden Mann oder einer fremden Frau präsentieren mußte, mit allem, was ich gerade vor mir hatte, empfand ich als Eingriff in meine Privatsphäre. Ich habe mich diskriminiert gefühlt.

Die Partnerschaft zwischen meinem Freund und mir ist im Moment in einer Krise. In der für mich so schweren Zeit mußte ich mich noch zusätzlich um ihn kümmern. So kannte ich ihn noch gar nicht. Wir konnten uns keine richtige Hilfe geben. Das war für mich ganz schwierig. Wir haben uns dadurch ein bißchen entfernt. Er sagt zwar nicht, daß er noch an das Kind denkt, aber ich bin mir ganz sicher, daß er das noch nicht abgeschlossen hat. Ich weiß auch nicht, inwieweit er mir das übelnimmt. Ich konnte ihn nicht unterstützen, sondern ich war sehr enttäuscht, daß er so wenig für mich dasein konnte und sich in mich nicht hineinfühlen konnte. Bei mir verstärkte sich die Dankbarkeit, daß ich Freundinnen habe, die mich ein bißchen auffingen. Bei ihnen konnte ich mich zeigen, wie ich gerade war. Bei ihm hatte ich oft das Gefühl, ich muß mich verstecken, damit es nicht so angespannt ist. Ich weiß nicht mehr, ob das mit meinem Freund richtig ist. Da ist etwas aufgebrochen während der Schwangerschaft. Aber es gab vorher auch schon Probleme. Es war nicht so, daß wir eine Liebe hatten, die standfest gewesen wäre.

Für mich war das Ganze eine Lebensentscheidung. Ich bin einen Schritt mehr zu mir gekommen. Ich habe gemerkt, ich kann zu dieser Entscheidung stehen. Ich vertraue mir ein bißchen mehr. Es hat etwas mit Verantwortung und Reife zu tun. Ich bin auch noch etwas wehmütig und denke, wie wäre es wohl gewesen, wenn ich ein Kind bekommen hätte.

Ich muß jetzt erst einmal Ruhe finden und zu mir kommen. Ich hoffe, wenn ich wieder schwanger werde, daß ich dann das Kind auch bekommen kann. »

«Ich habe mit niemandem darüber gesprochen»

Elke ist 34 Jahre alt, Krankenschwester und verheiratet. Sie hat eine siebenjährige Tochter. Ihr Schwangerschaftsabbruch war vor einem Monat. Sie ist noch sehr traurig.

« Ich habe sehr früh das Gefühl gehabt, schwanger zu sein. Mir war es schon klar, bevor ich den Test gemacht habe. Wie bei meiner ersten Schwangerschaft hatte ich schon vorher ein Spannungsgefühl in der Brust. Für mich war das recht beunruhigend.

Ich habe meinem Mann zunächst nichts erzählt und habe für mich überlegt, was ich machen soll. Wir sind finanziell fest eingebunden, weil wir Wohnungseigentum erworben haben, so daß wir auch auf mein Einkommen angewiesen sind. Nach der Geburt meiner Tochter bin ich vier Jahre zu Hause geblieben. Ich fand das schon richtig, aber mir ist auch die Decke auf den Kopf gefallen. Die Tätigkeit als Hausfrau fand ich unbefriedigend. Es ist einerseits ganz schön, aber auf Dauer nicht das, was ich mir wünsche. Ich überlegte, was ich tun kann, wenn ich das Kind bekomme, um die finanzielle Seite abzusichern. Da hatte ich nicht so viele Ideen.

Ich hätte gerne noch ein Kind gehabt, aber mein Mann ist um einiges älter und hat schon ein Kind aus erster Ehe, und ich wußte, daß er auf keinen Fall ein weiteres wollte. Ich habe dann erst einmal mit ihm gesprochen. Er war völlig überrascht und nicht begeistert. Er hat dann aber gesagt, letztlich müßte ich das entscheiden. Da habe ich es entschieden. Im Grunde habe ich vorher schon dazu tendiert. Ich habe das Ganze dann forciert, indem ich mich trotz des Verdachtes der Schwangerschaft habe röntgen lassen. Vielleicht auch, um mir dadurch den Rückweg zu verbauen. Was besonders dazu beigetragen hat, daß ich mich für die Abtreibung entschieden habe, war der Satz meines Mannes: «Was du entscheidest, ich mach das mit.» Ich habe die Befürchtung gehabt, daß ich das irgendwann präsentiert bekomme oder daß das Kind das zu spüren bekommt, wenn es schiefgeht und wir es finanziell nicht schaffen. Er hätte mir später vielleicht die Vorhaltung gemacht: Du hast es doch so gewollt. Wenn er es auch nicht gesagt hat, aber es stand so im Raum. Es hätte die Beziehung massiv gestört, wenn ich darauf bestanden hätte, das Kind auszutragen. Es wäre auf jeden Fall sehr schwierig geworden.

Ich weiß nicht, ob wir das hingekriegt hätten, unabhängig davon, ob ich es befriedigend gefunden hätte, zu Hause zu bleiben. Ich hätte mein Kind auf keinen Fall in die Krippe gegeben, ganz abgesehen davon, daß es sowieso kaum Plätze gibt.

Dann habe ich angefangen, mit allen möglichen Beratungsstellen, die ich im Telefonbuch gefunden habe, zu telefonieren. Ich bin am nächsten Tag gleich bei Pro Familia gewesen. In der Beratung bin ich gefragt worden, warum ich einen Abbruch will. Ich wollte das nicht erklären. Man hat mir dann gesagt, ich brauche es nicht. Das fand ich wohltuend. Wenn ich es für mich rekapituliere, erscheinen mir die Gründe nicht befriedigend. Ich hatte dann auch die ganze Zeit ein schlechtes Gewissen.

Ich habe fast drei Wochen für die Entscheidung gebraucht. Es war eine schwere Entscheidung; denn eine Abtreibung ist etwas, was ich für mich nicht in Ordnung finde, was ich mir nicht habe vorstellen können.

Ich habe mit niemandem darüber gesprochen. Zuerst hatte ich überlegt, mich mit einer Freundin darüber zu unterhalten. Weil ich denke, daß ich mit einer Frau eher darüber reden oder Verständnis erwarten kann. Aber kurz vorher hatte sie mir Dinge von jemandem erzählt, die sie nicht hätte erzählen dürfen.

Ich glaube, so ein Gespräch hätte nichts an der Entscheidung geändert, aber laut nachzudenken, jemanden zu haben der zuhört und nachfragt, das wäre wohltuend gewesen. Dieser Zwang, es geheimzuhalten, war etwas, was mir nicht gutgetan hat. Der Standpunkt von meinem Mann war mir klar. Bei ihm hätte ich das Gefühl gehabt, daß er das Ganze von seinem festen Standpunkt aus sieht. Als Mann kann er nicht nachvollziehen, was körperlich passiert. Ich wußte genau, wenn ich die Schwangerschaft nicht anspreche, wird er es auch nicht tun. Ich glaube, er war ganz froh, daß ich es nicht ansprach. Ich hatte auch wenig Lust dazu.

Ich bin in der Klinik tätig, und wenn solche Themen auftauchen, dann werden die bis zum letzten durchgehechelt. Dem hätte ich mich nicht gewachsen gefühlt. Ich hätte sehr viel Widerspruch und Mißfallen erfahren. Ich habe mehrere Kolleginnen, die unbedingt schwanger werden wollen. Bei denen klappt es nicht. In dieser Atmosphäre ist es nicht das richtige, wenn eine schwanger wird und das wegmacht und dann auch noch darüber spricht. Da wäre ich schon auf Ablehnung gestoßen, zumal ich es selber nicht hundertprozentig vertreten kann. Ich fand es sehr anstrengend, daß ich mit niemandem so richtig darüber gesprochen habe.

Vor dem Eingriff selber hatte ich keine Angst. Ich fand es gut, zu wissen, daß man jederzeit anrufen kann und sagen kann: Ich will nicht mehr. Das war ein gutes Gefühl. Aber ich habe das nicht ernsthaft in Erwägung gezogen. Den Eingriff selber fand ich nicht beunruhigend, weil der Vorgang mir vorher klar war. Es hat kurz weh getan, das war aber kein Problem.

Während des Eingriffs habe ich die Krankenschwester als tröstlich und hilfreich empfunden. Sie hat erklärt, was gerade passiert und zwischendurch den Bauch massiert. Ich fing dann an, ein bißchen zu weinen. Da hatte ich den Eindruck, daß sie das mitempfinden kann.

Mir war es auch ganz angenehm, hinterher erst einmal ein paar Minuten allein zu sein. Ich war überrascht, daß ich recht gelassen war. Den Abbruch fand ich einfach traurig. Das finde ich jetzt auch noch traurig.

Mein Mann ist an dem Tag zuerst zur Arbeit gegangen und hat mich dann abgeholt. Das war für mich okay.

Vom Körperlichen her war ich angenehm enttäuscht, wie gut es mir gegangen ist. Das war wirklich sehr harmlos. Ich hatte es mir unangenehmer vorgestellt. Aber meine Gedanken und Gefühle dazu verdränge ich doch ziemlich. Im Moment habe ich viel zu tun und schiebe es beiseite. Im Moment will ich die Trauer wohl nicht zulassen. Aber ich kenne mich aus anderen Situationen, in denen es um Trauer oder Trennung ging. Da habe ich es ähnlich gehalten. Es kommt auf jeden Fall. Meinem Mann gegenüber empfinde ich Groll, und ich habe einen inneren Vorwurf, weil er sich da drückt. Er sagt: Mach, was du meinst, und damit ist das Thema für ihn abgeschlossen. Ich hätte mir gewünscht, daß mein Mann sich mehr interessiert, mehr nachfragt. Aber ich denke, daß er es nicht tun wird, solange ich es nicht anspreche.

Ich habe schon darüber nachgedacht, verstärkt zu verhüten. Ich denke, das kommt durch den Eindruck der Situation; denn die Alternativen, die ich kenne, würde ich letztlich nicht wirklich wollen. Ich habe vor Jahren mal die Pille genommen, das wollte ich nicht mehr. Dann habe ich lange Zeit mit Spirale verhütet, dadurch hatte ich vermehrt Unterleibsentzündungen. Deshalb wollte ich das dann nicht mehr. Ich habe mich dann darauf verlassen, daß ich einen sehr regelmäßigen Zyklus habe. Ich wüßte gar nicht, was ich jetzt ändern sollte. Mein Mann hat gesagt, daß er bereit wäre, sich sterilisieren zu lassen. Das ist etwas, was ich nicht will. Ich möchte mir ein Hintertürchen offenhalten. Ich glaube nicht, daß die Welt untergeht, wenn ich kein zweites Kind bekomme. Ein bißchen Zeit habe ich noch. Wenn es dann nicht so ist, werde ich es auch akzeptieren können.

Unser erstes Kind war erwünscht, aber nicht geplant. Ich war sehr überrascht, als ich schwanger wurde. Ich habe mich auch gleich gefreut. Mein Mann sagte zunächst: ‹Das kann doch gar nicht sein. Wann soll das denn passiert sein.› Darüber war ich richtig gekränkt. Dann ist er aber gleich los und hat es überall ganz begeistert erzählt. Da war die Entscheidung im Grunde ganz einfach. Die Frage der Abtreibung hat sich nicht gestellt, selbst wenn mein Mann gesagt hätte, er will es nicht. Ich hätte es trotzdem bekommen.

Ich fühle mich nicht besonders gut. Ich habe ein Gefühl von Verantwortungslosigkeit. Wenn ich nicht schwanger werden möchte, muß ich auch etwas dafür tun. Andererseits denke ich, ich habe ja etwas getan. Ein Schwangerschaftsabbruch ist etwas, was ich nie erleben wollte. Vom Verstand her stimmt es so. Vom Gefühl her ist es anders. »

«Danach fühlte ich mich total befreit»

Marlene ist 30 Jahre alt und Taxifahrerin. Sie lebt in einer Wohngemeinschaft. Ihr Schwangerschaftsabbruch liegt vier Wochen zurück. Für sie war die Entscheidung gleich klar.

« Ich habe irgendwann festgestellt, daß ich schwanger bin. Ich war beim Arzt und habe es mir bestätigen lassen. Ich habe mir dann gleich einen Termin für die Abtreibung im Familienplanungszentrum besorgt. Als ich den Termin hatte, war ich glücklich und befreit. Mein einziges Problem bei der ganzen Sache war das neue Gesetz. Ich hatte große Angst davor, daß man mich nicht abtreiben läßt. Es war nie eine Frage für mich, ob ich das Kind bekomme, denn ich will keine Kinder haben. Ich hatte Träume darüber, daß man mich nicht abtreiben lassen würde. Daß ich schwanger bleibe, dick werde und daß ich mich dagegen nicht wehren kann. So etwas habe ich noch nie gehabt.

Ich war schon froh, als ich die Beratung hinter mir hatte, weil ich nicht wußte, was mich dort erwartet. Ob die Beratungsstelle schon verpflichtet ist, wie es in den Gesetzen steht, die Angehörigen zur Beratung hinzuzuziehen. Wenn der Freund sagt, er will kein Kind, ob er dann gesetzlich oder strafrechtlich belangt werden kann. Ich habe keine Beziehung mehr zu meiner Mutter, und die Vorstellung, daß die Beraterinnen verpflichtet sind, bei meiner Mutter anzurufen und zu fragen: «Würden Sie nicht Ihre Enkelin in Obhut nehmen, wenn Ihre Tochter arbeiten muß», das hat mir echte Alpträume verursacht.

Dann war da noch die Hürde zu nehmen, zum Sozialamt zu gehen, um sich die Bestätigung zu holen, daß sie den Eingriff bezahlen. Das war aber eine rein formelle Sache. Nicht gerade angenehm, aber nachdem ich den Abtreibungstermin hatte, war das nicht mehr so schlimm für mich. Schöner wäre es, wenn ein Krankenschein genügen würde und es eine ganz normale Sache wäre.

Mein Freund hat nicht gesagt, daß er dieses Kind haben möchte. Wir hatten eher Auseinandersetzungen darüber, bei wem die Verantwortung für die Schwangerschaft liegt. Ich bin schwanger geworden, weil ich die Pille nicht mehr nehmen will. Wir müssen uns seitdem mit Präservativen behelfen oder aufpassen oder sonst etwas. Mein Zyklus war durcheinander gekommen, weil ich im Urlaub war und eine sehr lange Flugreise hatte. Da ist es halt passiert. Es war auch Dummheit. Wir haben nicht richtig aufgepaßt. Ich weiß schon lange, daß ich keine Kinder haben will. Ich finde es nicht naturgegeben, daß wir als Frauen ein Kind haben müssen. Also könnte ich mich sterilisieren lassen, aber mein Freund will das nicht, nur um den Sex zwischen uns einfacher zu machen. Er hat Angst, wenn wir uns trennen, daß es dann auf ihn zurückfällt. Daß ich dann einen neuen Mann kennenlerne, der ganz dringend ein Kind von mir haben will, und ich dann nicht mehr kann.

Andererseits möchte er sich auch nicht sterilisieren lassen, weil er nicht weiß, ob er irgendwann doch Kinder haben möchte. Wobei er in anderen Situationen sofort sagt, daß er keine Kinder will. Das ist so ärgerlich für mich, denn man muß sich doch entscheiden und wissen, was man will. Aber bei dieser Schwangerschaft war es kein Problem. Er hat mich sehr gut unterstützt, ist bei mir gewesen und hat mich getröstet.

Ich brauchte nur Trost über das Theater, was man durchstehen muß. Nicht Trost, weil ich so arm bin und abtreiben muß. Nur Trost, weil ich so arm bin und nicht selbstverständlich zum Arzt gehen kann und dann eine Abtreibung gemacht wird.

Hilfreich war für mich in jedem Fall, es immer so zu betrachten, wie es in Wirklichkeit auch ist. Ich meine, diese Sache nicht zu moralisieren. Manchmal hat man so komische Sachen im Kopf, wo man so denkt: Eine Familie ist was ganz Feines, auch ein Kind zu haben ist schön. Aber wenn ich sozusagen wieder auf den Teppich komme, weiß ich, daß ich das nicht will, kann und möchte.

Wenn ich mich für die Abtreibung entscheide, dann entscheide ich mich damit auch gegen eine bestimmte Gesellschaftsnorm. Ich verlange anderes vom Leben. Ich habe eben eine andere Sicht der Dinge. Es ist nicht mein Anliegen, ein Kind in die Welt zu setzen und es so zu erziehen, daß es mit dieser Gesellschaft klarkommt.

Am Abend vor dem Eingriff bin ich noch zu einem Konzert gegangen. Ich habe aufgepaßt, daß ich nicht viel rauche und trinke, damit ich am nächsten Tag ein bißchen fit bin. Das war ein Konzert, das ich sowieso sehen wollte. Ich hatte überlegt, ob es besser für mich ist, mich ins Bett zu legen und zu schlafen. Aber ich hätte sowieso nicht schlafen können. Ein bißchen aufgeregt war ich schon.

Ich hatte Angst vor dem Eingriff, denn ich hatte früher schon einen Abbruch, und das war furchtbar schmerzhaft. Ich kam in den Behandlungsraum. Da war eine Krankenschwester, die mit mir viel geredet hat. Das fand ich sehr angenehm. Sie hat mir den Bauch massiert, das tat gut. Ich habe an nichts anderes mehr gedacht. In meinem Bauch wurde es richtig warm und weich. Sie hat mich immer gelobt und gesagt: «Sie sind auch sehr entspannt.» Ich hatte schon eine Betäubungsspritze, als sie mir mitteilte, daß der Schmerz bis ins Gesäß ziehen kann. Bei der nächsten Spritze ging der Schmerz auch prompt bis ins Gesäß. Das war wahrscheinlich so eine psychologische Sache. Die Ärztin hat dann den Muttermund geweitet, und das hat schon ein bißchen weh getan. Ich habe so gekeucht und Angst gekriegt. Dann fing sie an abzusaugen, und da konnte ich mich nicht mehr zusammenreißen. Da tat es furchtbar weh. Ich wollte ohnmächtig werden und durfte nicht. Das fand ich schade. Es wäre so angenehm gewesen, so wegzudämmern. Es war dann aber bald vorbei, es dauerte ja nicht lange. Anschließend hat mich die Krankenschwester noch in einen Ruheraum begleitet. Das fand ich sehr nett.

Mein Freund wurde zu mir geholt, da war ich auch schon wieder richtig fit. In dem Moment, als er kam, habe ich mich total gefreut, ihn zu sehen. Er hat mich irgendwie wieder in die Welt zurückgeholt, aus dieser Klinikwelt mit diesen ganzen fremden Menschen. Die waren zwar sehr nett zu mir und haben mich nicht schlimm behandelt, aber trotzdem, sie waren ja fremd. Man kann sagen, was man will, aber es ist schon ein heftiger Eingriff. Es ist schön, wenn man jemanden hat, der mit einem in Verbindung steht. Ich habe dann ein, zwei Tage im Bett gelegen und fand das auch prima. Mein Freund hat mich versorgt. Die Schmerzen hörten am späten Abend auf.

Ich fühlte mich total befreit, nachdem der Abbruch vorbei war. Ich war ja schon mal schwanger, und da war es auch so, daß mein Körper darauf ganz merkwürdig reagierte, als wolle er den Fötus schützen. Ich bewegte mich ganz vorsichtig und bemerkte, daß ich keine Lust hatte, zu rennen oder zu springen. Es ist ein ganz merkwürdiges und ein sehr unangenehmes Gefühl.

Eigentlich würde ich nichts schöner finden, als einmal kräftig von einer Mauer zu springen, und es wäre weg und ich wäre nicht mehr schwanger. Aber den Mut habe ich nicht. Ich weiß auch nicht genau, ob es andere Möglichkeiten gibt, wie ich das forcieren könnte. Es hat bestimmt Zeiten gegeben, wo Frauen das wußten und konnten. Das ist ja das Furchtbare, daß man schwanger ist, und man kann selbst nichts dagegen tun, außer sich irgendwelchen Ärzten anzuvertrauen. Man ist dieser Körperfunktion praktisch ausgeliefert.

Es war gut, daß ich einen Freund hatte, der bei mir war. Es ist schön, wenn der Freund, der es verursacht hat, dann auch so konsequent ist und sagt: «Du hast jetzt diese Schwierigkeiten, und ich bin bei dir dabei.» Es ist schön, wenn man aus diesem Klinikbereich herausgeholt wird und da jemand ist, den man gut kennt und dem man vertraut. Das war etwas außerordentlich Gutes.

Vor der Abtreibung hatte ich schon das Problem mit Sexualität und Verhütung. Ich dachte, es muß doch einfach möglich sein, vernünftigen Sex zu haben, ohne ständig Pillen zu schlucken oder Gummis oder Cremes zu benutzen. Geschlechtsverkehr ist für mich nicht unbedingt befriedigend. Ich hatte keine Lust mehr dazu, es hat mich einfach gelangweilt. Es bringt mich nicht zum Höhepunkt. Ich habe deshalb die Pille nicht mehr genommen, weil man dadurch gezwungen ist, andere Dinge zu tun. Nach der Abtreibung mußten wir zunächst sowieso auf Geschlechtsverkehr verzichten. Da hat es plötzlich «Klick» gemacht. Wir probieren jetzt Neues aus und konzentrieren uns auf andere Dinge beim Sex als vorher.

Mein erster Abbruch war ganz anders als dieser. Das war nun wirklich ein gravierender Unterschied. Als ich morgens dorthin kam, wurde mir nichts gesagt, absolut gar nichts. Keine Krankenschwester und kein Arzt hat mit mir gesprochen. Vorne saß eine Frau an einem Tisch, die aufschrieb, welcher Name gerade hereingekommen ist. Ich habe mich in einem kleinen Raum ausgezogen, habe meine Kleidung dagelassen und war der Meinung, ich komme durch diesen Raum wieder zurück. Ich bin dann in einen Riesensaal gekommen, habe mich auf diesen Stuhl gesetzt, habe eine Spritze gekriegt und war weg. Ich bin aufgewacht in einem anderen Raum mit 10 oder 20 Frauen. Meine Kleidung lag plötzlich zusammengerafft auf dem Stuhl neben mir. Ich wußte gar nicht, wie mir geschah. Die haben mir eine Vollnarkose gegeben, ohne daß ich das wußte. Es war furchtbar unpersönlich und respektlos. Mein damaliger Freund hat sich auch nicht um mich gekümmert. Ich war ganz auf mich allein gestellt. Ich habe noch Tage im Bett gelegen und Schmerzen gehabt. Es war eine furchtbare Situation. »

«Es hat mich enorm viel Kraft gekostet»

Sonja ist 35 Jahre alt und als Angestellte halbtags beschäftigt. Sie ist verheiratet und hat einen zwölfjährigen Sohn. Ihr Schwangerschaftsabbruch war vor sechs Wochen, und die psychische Verarbeitung des Erlebten beschäftigt sie noch sehr.

« Wir hatten mit der Temperaturmethode und Kondomen verhütet, und deshalb weiß ich auch nicht, wieso ich schwanger geworden bin. Als ich den Test gemacht hatte, fühlte ich mich in der Klemme. Im Hinterkopf habe ich aber gedacht, wenn mein Mann sich freuen würde, dann würde ich mich auch freuen. Mir war aber klar, daß er das nicht tun würde. Aber es hätte meine Entscheidung stark beeinflußt. Ich hätte dann das Gefühl gehabt, nicht so allein damit zu sein.

Ich habe dann gemerkt, daß es mir peinlich war, schwanger zu sein. Als ob ich dafür allein verantwortlich wäre. Ich habe dafür genausoviel oder sowenig getan wie mein Mann, und trotzdem war es mir peinlich. Ich fand mich so kolossal unglaubwürdig. Ich hatte früher schon einen Abbruch, und danach hatte ich gesagt, daß mir das nie wieder passieren würde.

Mein Mann fragte mich dann, ob ich ein Kind will oder

nicht. Ich habe gesagt: «Ich weiß es nicht.» Wir haben die ganze Zeit bis zum Abbruch beides diskutiert. Mein Mann sagte: «Wenn du das Kind gerne haben möchtest, dann sage ich nicht nein. Aber eigentlich will ich das nicht. Wenn ich mir vorstelle, jetzt noch ein Kind und die ganze Unruhe, die es mit sich bringt, und dann mein anstrengender Job. Wenn ich dann nach Hause komme, bist du genervt, weil du den ganzen Tag mit dem Kind verbracht hast, oder du bist im Streß. Obwohl es bestimmt auch ganz niedlich wäre.» Er hat mir den Ball zugespielt: Ich würde zwar mitmachen, aber entscheiden mußt du das. Ich hatte das Gefühl, wenn ich mich dafür entscheide und bin dann kolossal genervt, habe ich nicht das Recht dazu, denn ich habe es entschieden und muß damit fertig werden. Wenn er das Kind gewollt hätte, dann hätte er die ganze Gefühlsleiter unterstützt. Ich könnte mir vorstellen, daß ich mich dann auch dafür entschieden hätte. Aber vielleicht hätte ich im letzten Moment auch «nein» gesagt.

Was mich auch in Zwiespälte gestürzt hat, war mein Alter. Ich bin jetzt 35, und nach dieser Entscheidung werde ich sicherlich kein Kind mehr kriegen.

Auch die Situation in unserer Beziehung hat mich in größere Zwiespälte gestürzt. Kurz bevor ich schwanger wurde, hatte mein Mann eine Freundin. Das hatte mich erst einmal umgehauen, weil ich nicht damit gerechnet habe. Es war stressig, aber es hat sich letztlich herauskristallisiert, wie gut unsere Beziehung ist.

Ich hatte nicht das Gefühl, bei uns bricht alles zusammen, wenn wir jetzt ein Kind kriegen würden. Das war es nicht. Es wird immer diskutiert, man muß einen guten Grund haben, es nicht zu kriegen. Das kann aber ein Grund sein, der nicht die öffentliche Anerkennung genießt. Bei mir persönlich war es hauptsächlich der Grund, daß ich die Verantwortung dafür alleine nicht übernehmen wollte, auch wenn mein Umfeld gesichert ist.

Von dem Moment an, wo ich wußte, daß ich schwanger bin, bis zum Abbruch, war ein großer Zwiespalt in mir. Ich war kolossal hin und her gerissen und habe das als sehr schlimm empfunden. Das habe ich überhaupt noch nicht erlebt. Sonst drehe und wende ich eine Sache und komme dann zu einem Entschluß. Dieses Mal habe ich bis zur letzten Minute überlegt, ob das richtig ist oder nicht. Vom Gefühl her wollte ich das Kind. Vom Kopf und meinen Erfahrungen her wollte ich es nicht. Das war für mich ganz schwer unter einen Hut zu bekommen. Ich habe mich diesem Kind unheimlich verbunden gefühlt. Das habe ich vorher noch nie so erlebt, nicht einmal, als ich mit meinem Sohn schwanger war. Da war auch eine Verbundenheit, aber so ganz normal. Dieses Mal hatte ich das Gefühl, es spricht mit mir. Das hört sich jetzt komisch an, aber es war, als ob permanent eine Zwiesprache stattfand. Ich habe auch ein Gefühl gehabt, daß ich jemandem eine Chance nehme. Ich habe das Gefühl gehabt, daß ich meine Bedürfnisse beiseite schieben müßte. Das ist eigentlich mit meiner Vergangenheit gar nicht zusammenzubringen, weil ich mir über solche Dinge vorher nie Gedanken gemacht habe. Ich denke, das hängt vielleicht damit zusammen, daß ich jetzt so lange Zeit beobachtet habe, wie mein Sohn sich entwickelt. Vielleicht hängt es auch mit der guten Beziehung zu meinem Mann zusammen. Mich hat es sehr überrascht, daß ich eine so starke Verantwortung gefühlt und auch daß ich so eine persönliche Beziehung zu diesem Embryo empfunden habe. Mein Mann war mir keine große Hilfe. Er hat mich zwar sehr umsorgt, aber er hat meine Auseinandersetzung nicht verstanden. Für ihn war es halt eine Entscheidung, ob wir es wollen oder nicht. Das bedeutet die und die Einschränkung, und sind wir dazu bereit oder nicht. Das war für mich eine zweitrangige Sache.

Ich habe natürlich mit Freundinnen darüber gesprochen, die sehr unterschiedlich darauf reagiert haben. Die einen haben es abgelehnt, mich zu beraten: Das mußt du selbst entscheiden. Eine andere Freundin, die gerade ein Kind gekriegt hat und in totalem Kinderstreß ist, hat versucht, mich bis zur letzten Minute zu überreden, das Kind zu kriegen. Andere haben mir total abgeraten. Ich wollte über mich und mein Problem reden, aber es kam immer wieder: Bei mir war das so und so. Ich hatte immer das Gefühl, das Gespräch dreht sich gar nicht um mich. Das hat mir gar nicht geholfen. Das waren alles Erfahrungen, die mit mir nichts zu tun hatten. Es ist fast so, als ob sie es nicht akzeptieren konnten, daß ich mich überhaupt damit beschäftige, das Kind nicht haben zu wollen.

Geholfen hat mir meine Schwester, die selber keinen Abbruch hatte. Sie hat zwei Kinder. Sie konnte meine Gefühle verstehen. Sie hat weder Kritik geübt noch mir zugeredet, noch irgendwelche Standpunkte vertreten. Sie war einfach nur da, hat sich das angehört und hat mal nachgefragt. Für mich war es enorm wichtig, daß jemand versteht, mir geht es schlecht und ich schlage mich mit einem Zwiespalt herum, und dabei nicht versucht, mich zu beeinflussen.

Geholfen hat mir, glaube ich, auch, daß ich mich früher viel mit der Frauenbewegung beschäftigt habe. Geholfen hat mir dieses Selbstbewußtsein, das ich aus der Zeit noch mit mir herumtrage. Weil ich dieses Mal, wo ich so stark emotional beteiligt war, diesen Druck von außen doch stark gespürt habe, wie die Kritik von Freundinnen und meiner Mutter. Die meint, wenn man schwanger ist, hat man das Kind auch zu kriegen.

Ich hatte häufig das Gefühl, daß mir von außen signalisiert wird, daß ein Abbruch zwar eine Möglichkeit ist, aber eigentlich tut man das nicht, und eigentlich spricht man auch gar nicht so offen darüber, und eigentlich läßt man andere am besten damit in Ruhe und macht es heimlich still für sich, wenn es denn schon sein muß. Das ist etwas, was ich nicht akzeptieren kann.

Ich schwimme mich eigentlich gerade frei. Mein Sohn ist relativ selbständig, und ich habe wieder angefangen zu arbeiten. Ich habe einen ganz guten Job. Ich verdiene für mich selbst, was natürlich auch wieder Selbstbewußtsein gibt. Als ich bei Pro Familia zur Beratung war, hatte ich mich eigentlich schon entschlossen, den Abbruch zu machen. Allerdings mit dem Hintertürchen, du kannst es dir bis zur letzten Minute überlegen; denn man ist ja einem enormen Zeitdruck ausgesetzt. Man muß sich letztendlich in einer relativ kurzen Zeit entscheiden. Bei mir hat es dann noch zwei Wochen gedauert, bis ich den Abbruchtermin hatte. Was einerseits nicht schlecht war, weil ich dadurch mehr Zeit hatte. Andererseits war es eine Belastung, denn wenn man sich zu einem Abbruch entschlossen hat, möchte man, daß es schnell über die Bühne geht.

Am schlimmsten ging es mir eigentlich am Abend davor. Da habe ich das berühmte Mauseloch gesucht und nicht gefunden. Das war ganz schlimm. Ich hatte so ein Opfer-Gefühl. Ich fühlte mich wie ein Lamm, das zur Schlachtbank geführt wird. Ich hatte natürlich auch Angst vor dem Abbruch. Morgens dachte ich, du hast dich dafür entschlossen und jetzt mußt du da auch hingehen. Daß mein Mann mit war, war einerseits hilfreich, andererseits aber auch lästig. Ein Teil von mir wollte das lieber alleine abwickeln. Diese Reaktion kenne ich bei mir, wenn ich das Gefühl habe, mir kann doch niemand helfen, daß ich das dann lieber alleine mache. Mein Mann war beim Abbruch nicht dabei, weil ich das nicht wollte. Er war bei der Geburt unseres Sohnes dabei, und ich habe das Gefühl, daß er das eigentlich nicht richtig verkraftet hat. Für ihn war es doch ein Schockerlebnis, obwohl er es auch toll fand, das mitzubekommen. Ich habe gedacht, daß er das jetzt wieder als ein Schockerlebnis empfindet. Da es mir nicht sonderlich hilfreich gewesen wäre, habe ich gedacht, das muß auch nicht sein. Ich habe ihn auch nicht gleich danach hereinbitten lassen, weil ich erst einmal alleine sein wollte. Das war auch gut so. Er geht noch wesentlich hilfloser mit solchen Situationen um als ich.

Der Abbruch selbst war nicht so schlimm, wie ich es mir ausgemalt hatte. Ich war sehr dankbar dafür, daß jemand für mich da war. Von der Ärztin habe ich nicht soviel mitgekriegt. Dann habe ich mir auch das Abgesaugte angeguckt. Weil mir die Entscheidung so schwer gefallen war, wollte ich das bis zum Ende durchziehen. Ich weiß auch nicht, was ich erwartet habe. Es war nicht viel zu sehen. Das war gut für mich.

Dann sind wir nach Hause gefahren. Ich war erleichtert, weil dieser Druck erst einmal weg war. Es war gut, daß mein Mann sich freigenommen hatte und einfach da war und daß ich mich nicht um meinen Sohn kümmern mußte. Daß solche Sachen organisiert waren. Ich habe mich hingelegt und habe nichts gemacht. Gut war, daß ich das annehmen konnte. Ich bin sonst immer eine schlechte Kranke und kann nicht annehmen, wenn mich jemand umsorgt... Ich habe gedacht: «Du hast das so gemacht, wie du es für richtig hieltest – es war offensichtlich auch richtig –, und jetzt hast du auch das Recht, dich zurückzulehnen und dich zu erholen.» Die ganze Zeit vorher war so anstrengend gewesen. Man reißt sich doch die ganze Zeit zusammen. Ich habe erst im nachhinein empfunden, daß es mich enorm viel Kraft gekostet hat, normal weiterzufunktionieren und mich nicht ausschließlich mit mir selbst zu beschäftigen. Vielleicht wäre das notwendig und hilfreich, daß man sich zurückzieht. Für mich wäre es auf jeden Fall eine Hilfe gewesen.

Mich hat die Frage der Entscheidung danach noch weiter beschäftigt. Ich fühle mich nicht schuldig. Das ist in Ordnung. Aber ich fühle noch eine Verbundenheit mit diesem gezeugten Etwas. Das ist ganz eigenartig. Vorher hatte ich das Gefühl, da findet eine Art Kommunikation statt, und das ist jetzt danach auch noch so. Das hört sich irgendwie bescheuert an. Bei dem anderen Abbruch ging das Leben danach weiter wie vorher. Jetzt ist es so, als ob es nicht beendet ist, nicht erledigt ist. Eigentlich geht es darum, noch zu erklären, warum ich mich so entschieden habe. Ich habe das Gefühl, das ist in Ordnung, aber das braucht einfach noch ein bißchen Zeit. Das hat sicher damit zu tun, daß ich die Schwangerschaft viel intensiver erlebt habe als die Male davor und auch sehr viel angenehmer.

Es hat sich bei mir grundlegend etwas geändert in meinem Empfinden. Vielleicht bin ich reifer geworden. Ich merke in meiner Beziehung zu meinem Mann, daß ich ganz andere Prioritäten setze. Daß ich meine eigenen Sachen mit mehr Nachdruck durchsetze, aber nicht so wie früher. Früher habe ich meine Sachen knallhart durchgesetzt. Jetzt diskutiere ich Dinge mehr. Ich kann mir anhören, was er zu sagen hat, und fühle mich dabei nicht verunsichert. Früher hatte ich immer das Gefühl, ich muß mich enorm durchsetzen. Ich muß schon kämpfen, bevor der andere mich überhaupt angreift. Als hätte ich jetzt mehr Selbstbewußtsein. Ich fühle mich innerlich sicherer mit dem, was ich will. Vielleicht kommt es dadurch, daß ich gemerkt habe, daß andere mir keine Hilfe sind bei der Entscheidungsfindung und daß ich auch allein die richtige Entscheidung treffen konnte. Wir sind jetzt dabei, uns über Sterilisation auseinanderzusetzen, weil ich natürlich eine weitere Schwangerschaft vermeiden möchte. Ich nehme zur Zeit die Pille. Ich nehme sie nicht gerne und fühle mich auch ganz fürchterlich damit. Ich nehme sie, bis wir uns darüber im klaren sind, was wir machen. Mein Mann würde sich wohl sterilisieren lassen, aber ich weiß nicht, ob ich das will.

Mein Mann hat alles relativ schnell für sich abgeschlossen. Er hat mich anschließend noch ein bißchen betütelt, aber er hat es eigentlich nie wieder angesprochen. Ich habe ihm noch ein- oder zweimal von meinen Gefühlen erzählt. Das hat ihn aber nicht weiter betroffen gemacht. Das war auch nicht meine Absicht. Man kann nicht erwarten, daß jemand sich so damit auseinandersetzt wie die Frau, die davon betroffen ist. Ich bin darüber nicht enttäuscht. Verändert hat sich, daß er wieder mehr Verantwortlichkeit zeigt, was die Verhütung betrifft, weil er den Zwiespalt und meine Belastung dadurch doch stark mitbekommen hat. Ich habe auch sehr abgenommen in der Zeit. Es war nicht zu übersehen, daß es eine schwierige Zeit war. Unsere Beziehung hat sich insgesamt verbessert. Aber ich denke, daß jede Konfliktsituation, die man versucht zu lösen, auch immer ein Anlaß ist, daß Bewegung in eine Beziehung kommt.

Für mich ist ganz deutlich geworden, daß das Ganze eine

Situation ist, in der die Frau doch ziemlich alleine dasteht. Sie kann zwar materielle Hilfe bekommen, sie kann vielleicht auch, wenn sie Glück hat, jemanden haben, der sie umsorgt. Vielleicht findet sie auch jemanden, mit dem sie darüber reden kann. Was sich offensichtlich schon wieder schwieriger gestaltet. Aber die Entscheidung kann ihr niemand abnehmen. Die muß sie alleine treffen.

Ich habe ganz stark gemerkt, daß ich mir wünsche, daß mit dem Thema Abtreibung anders umgegangen wird. Nicht so theoretisch und nicht so moralisch. Was man so liest, hat eigentlich wenig mit der eigentlichen Situation der betroffenen Frau zu tun. Wünschenswert wäre, daß es die Möglichkeit gibt, mit diesen Zwiespälten irgendwo hingehen zu können. Ich habe gedacht, nach dem Abbruch geht es mir möglicherweise enorm schlecht, weil ich nicht vorhersehen konnte, ob es wirklich die richtige Entscheidung war. Darauf basierte eigentlich auch meine Erleichterung danach. Ich habe ganz stark gespürt, daß es richtig für mich war. Auf jeden Fall ist es gut, daß es mir nicht so schlecht ging, wie ich befürchtet habe. »

Ein Jahr danach

«Ich hatte große Angst, etwas zu verdrängen»

Anna ist 25 Jahre alt, Studentin und lebt mit ihrem Freund zusammen. Ihr Schwangerschaftsabbruch war vor einem Jahr. Es war für sie das Gravierendste, was sie bisher erlebt hat.

« Seit meinem 17. Lebensjahr habe ich die Pille genommen. Ich habe nie Probleme damit gehabt. Vor ungefähr zwei Jahren wurde ich sehr krank. Ich hatte plötzlich Haarausfall. Mir fielen immer mehr Haare aus, und ich war fast kahl. Ich bin zu sehr vielen Ärzten gegangen. Keiner wußte, woher das kommt. Es wurde vieles ausprobiert, und dabei ging es auch um die Pille. Ein Arzt sagte, ich solle erst einmal ganz aufhören, Medikamente zu nehmen, also die Pille auch nicht mehr. Das ging ein Jahr gut, auch ohne Pille ist nichts passiert. Ich dachte, mit unserer Verhütung würde es keine Probleme geben. Wir benutzten Kondome, und ich habe ein bißchen Temperatur gemessen. Ich bin trotzdem schwanger geworden, obwohl wir alles sachgemäß gemacht haben.

Als meine Regel ausblieb, dachte ich an eine Schwankung. Nach einer Woche war mir schon ein bißchen komisch. Ich merkte, daß die Brust fester wurde. Ich besorgte mir einen Schwangerschaftstest, obwohl ich nicht dachte, daß ich schwanger bin. Ich dachte, die Verspätung hat mit der Krankheit zu tun. Dann war das Ergebnis positiv. In dem Moment wußte ich überhaupt nicht, was jetzt passiert. Ich war absolut geschockt. Ich konnte es nicht glauben.

Mein Freund war nicht zu Hause. Ich überlegte, wie ich es ihm sagen kann. Ich bin dann erst einmal spazierengegangen. Abends habe ich es ihm erzählt, und er war auch völlig hilflos. Das kann man gar nicht beschreiben. Alles stürzte so über uns zusammen.

Ich hatte nie das Gefühl, daß ich mich auf ein Kind freuen würde. Für mich war es innerlich schon klar, daß ich es nicht will. Ich wollte diese ganze Situation überhaupt nicht. Meine Krankheit hatte gerade den Höhepunkt erreicht, so daß ich schon damit das Gefühl hatte, alles ist mir zuviel.

In der Zeit war ich wegen meiner Krankheit bestimmt bei 20 Ärzten. Das war natürlich wahnsinnig anstrengend. Ich war sehr unausgeglichen. Mir ging es ganz schlecht.

Ich hatte mal von Pro Familia gehört und dachte, daß mir da erst einmal geholfen werden kann. Mein Freund ist mitgekommen. Es war gut, daß wir es zusammen gemacht haben. In der Beratung konnte ich alles erzählen. Ich hatte nicht das Gefühl, daß ich etwas falsch machen würde. Ich wollte den Abbruch machen lassen. Ich habe natürlich auch in Erwägung gezogen, das Kind zu bekommen. Ich habe überlegt, wie sich mein Leben verändern würde. Aber es ging einfach nicht.

Für mich war es ziemlich schwer, mit meinen moralischen Empfindungen umzugehen, die mir vorher nicht bewußt waren. Ich habe mit Freunden darüber gesprochen. Die sagten: Du mußt dir das genau überlegen und vielleicht auch mit deinen Eltern besprechen. Ich habe eigentlich ein gutes Verhältnis zu meinen Eltern. Deshalb wäre es mir auch wichtig gewesen, es ihnen zu erzählen. Aber es hätte mich nicht weitergebracht. Meine Eltern hätten sich nur Sorgen und viele Gedanken gemacht.

Ich habe mit Freunden gesprochen, die ganz unterschiedliche Einstellungen dazu haben und andere Perspektiven nannten, über die ich noch nie nachgedacht hatte. Ich konnte gut darüber reden. Ein Freund hat mir erzählt, daß seine Mutter vor langer Zeit abgetrieben hat und daß sie heute noch wahnsinnige Probleme hätte. Daß man sich das aus diesem Grund sehr genau überlegen sollte.

Ich hatte immer Angst, daß ich irgend etwas verdränge, daß ich mir etwas nicht bewußt mache oder außer acht lasse und dann in ein paar Jahren oder direkt danach einen Zusammenbruch erleide. Das war meine größte Angst. Es war mir deshalb wichtig, mich mit allen Aspekten zu beschäftigen, und irgendwann war ich mir dann sicher, daß ich keine Probleme danach haben werde. Die Gespräche mit den Freunden waren dabei sehr hilfreich für mich.

Meine Entscheidung zum Schwangerschaftsabbruch kann ich schwer vergleichen mit anderen wichtigen Entscheidungen, die ich getroffen habe. Es ist zu elementar. Diesen absoluten Einschnitt, den hätte ich nicht hingekriegt. Es stellt eine eklatante Veränderung des Lebens dar. Eine größere Veränderung könnte ich mir nicht vorstellen. Ganz anders wäre es natürlich, wenn man sich ein Kind wünscht.

Am Tag des Eingriffs war ich wahnsinnig aufgeregt. Aber ich hatte einen Eingriff vor mir, über den ich genau informiert war. Durch die Beratung vorher wußte ich, was auf mich zukommt, und das war sehr wichtig für mich. Ich habe mich eigentlich auch ein bißchen gefreut. Ich habe zwar ein wenig Angst gehabt, daß es weh tun könnte, aber ich dachte: Wenn du das jetzt geschafft hast, dann ist es vorbei. Deshalb ging es mir ganz gut.

Beim Abbruch war es gut, daß mir immer gesagt wurde,

was gerade gemacht wird. Ich hatte fast keine Schmerzen. Die Krankenschwester hat mir den Bauch massiert. Das empfand ich als sehr angenehm.

Mein Freund war mitgekommen. Als ich aus dem Behandlungsraum kam, saß er schon da. Das war für mich sehr schön. Er konnte meine Hand halten. Ich fühlte mich richtig geborgen. Zu Hause habe ich mich ein bißchen ausgeruht. Mein Freund hat mich gezügelt, das war auch ganz schön. Ich war körperlich ein bißchen schlapp, aber psychisch ging es mir gut. Ich hatte keine Schmerzen. Es fühlte sich an, als wenn ich meine Regel hätte.

Ich war erleichtert, daß ich es hinter mich gebracht hatte. Alles war vorbei. Ich konnte es dann mit vielen besprechen. Obwohl ich meinen Freund als sehr mitfühlend und feinfühlig empfand, denke ich, gerade solche Sachen sind besonders gut mit Freundinnen zu besprechen.

Man versucht ja auch, es vor sich und den anderen zu rechtfertigen. Obwohl ich es nicht für unrecht halte. Es ist der Gedanke, das hätte ein Baby werden können. Wenn man sich verstanden fühlt und mit seiner Entscheidung akzeptiert wird, ist das eine Hilfe. Und wichtig ist auch, daß man nicht so alleine ist. Daß sich auch jemand sorgt. Ich habe mich die ganze Zeit danach richtig wohl gefühlt. Es war so, als wäre mir ein Stein vom Herzen gefallen. Da habe ich es dann endgültig gemerkt, daß alles wieder völlig in Ordnung war.

Ich bin danach ziemlich schnell wieder in den Alltag hineingerutscht. Das war auch gut so. Es war besser für mich, als mich zu verstecken oder abzuschotten. Das hatte ich am Anfang gemacht, als ich so krank geworden bin. Da hatte ich mich zwei Wochen eingeschlossen und wollte überhaupt nicht mehr hinaus. Ich habe erst später gemerkt, daß das falsch war und es mir dadurch noch schlechter ging.

Kurz nach dem Schwangerschaftsabbruch hatte ich ein komisches Gefühl, wenn ich kleine Babys gesehen habe. Ich habe auch öfter nachgerechnet, wie weit die Schwangerschaft wäre. Aber das war nicht schlimm. Ich weiß noch nicht, ob ich irgendwann mal ein Kind möchte. Das liegt wohl auch daran, daß ich mit meiner Berufsausbildung noch nicht fertig und auch finanziell noch nicht abgesichert bin. Wenn ich schon verdienen würde, wäre es vielleicht etwas anderes.

Ich habe ein Stück Lebenserfahrung für mich bekommen. Ich denke, das alles werde ich nie vergessen oder verdrängen. Es war für mich ein wichtiges Ereignis, und das möchte ich auch nicht vergessen. Die Auseinandersetzungen und Überlegungen waren sehr schwierig. Aber ich mußte mich mit diesen Dingen auseinandersetzen, und das fand ich gut. Ich mußte mit diesen Schwierigkeiten und Problemen umgehen. Ich würde sagen, das war das Gravierendste, was in meinem Leben bisher eingetreten ist. Ich denke, es ist für später hilfreich, wenn man weiß, das habe ich auch einmal geschafft.

Durch diese Erfahrung habe ich überhaupt erst eine Einstellung zur Abtreibung bekommen. Ich war vorher eigentlich eher desinteressiert. Ich war ja nie persönlich betroffen. Ich habe dann gemerkt, wie wichtig es ist, sich für solche Sachen einzusetzen. Andere Frauen sollten beim Abbruch auch so gut behandelt werden, wie ich in der Situation. Sie sollen nicht zu etwas gezwungen werden. Man braucht keine Instanz, die einem sagt, was man zu tun hat. Das hätte mir auch überhaupt nicht gefallen. Man kriegt auf jeden Fall ein stärkeres Bewußtsein, wenn man so etwas selbst entschieden hat. »

«Ich habe vorher gelitten – nicht danach»

Barbara ist 31 Jahre alt, Biologin, seit acht Jahren hat sie eine feste Partnerschaft. Ihr Schwangerschaftsabbruch liegt ein Jahr zurück. Ihr war die Entscheidung schwergefallen, weil sie sich wünschte, das Kind zu bekommen.

« Ich konnte zuerst nicht glauben, daß ich schwanger bin. Wir hatten mit Kondomen verhütet, und ich fühlte mich damit sicher. Wir können uns nach wie vor nicht erklären, wie es trotzdem zur Schwangerschaft kam.

Als ich feststellte, daß ich schwanger bin, war ich zunächst unheimlich berührt und habe mich ganz weiblich gefühlt. Ich war ganz angetan davon, daß ich schwanger werden kann. Ich hatte nicht erwartet, daß es so ein schönes Gefühl ist.

Dann sagte mein Freund, daß er das Kind nicht will. Für ihn war das ganz klar und eindeutig. Es war sehr hart für mich, mit seiner Reaktion konfrontiert zu sein. Es war auch überraschend, daß er so eindeutig nein sagte. Damit hatte ich nicht gerechnet.

Die ganze Situation war für mich besonders schmerzlich. Beruflich war ich in einer belastenden und anstrengenden Zeit. Meine Ausbildung war noch nicht beendet, und ich war finanziell nicht abgesichert. Außerdem arbeitete ich in einem Labor, wo man sehr vorsichtig sein muß, wenn man schwanger ist. Hinzu kam, daß mein Freund sich in eine andere Frau verliebt hatte. Das war besonders schlimm für mich.

Ich stand dadurch in der Situation, mir zu überlegen, ob ich das Kind alleine haben will. Letztendlich habe ich mich dagegen entschieden. Wenn mein Freund gesagt hätte, daß er das Kind haben will und mich dabei unterstützt, dann hätte ich das Kind bekommen. Es war ein ziemlich langer Entscheidungsprozeß. Ich hatte mich anfangs dafür entschieden. Aber nach längeren Gesprächen habe ich es mir nicht mehr zugetraut. Es war mir einfach zuviel. Ich wäre so allein damit gewesen. Natürlich war ich auch enttäuscht, daß er gesagt hat, er will dieses Kind nicht. Aber dadurch war es allein meine Entscheidung. Ich hatte nicht die Hoffnung, das klappt doch noch, er will das Kind auch, wenn es erst einmal da ist.

Ich fühlte mich mit der Entscheidung nicht überfordert. Es war eine schwere Entscheidung, die mich sehr traurig machte. Aber ich bin nach wie vor überzeugt, daß es so richtig war. Trotzdem ist ein Stück Resttrauer geblieben. Aber ich konnte damit sein, und beides konnte nebeneinander stehen.

Was ich damals ganz hilfreich fand, war der Vorschlag, den eine Freundin mir machte, daß ich mich von diesem Kind verabschieden soll, d. h., ich sollte in mich gehen und dem Kind die Frage stellen, ob es okay ist, wenn es jetzt geht. Zuerst fand ich das so abgehoben, so ein bißchen esoterisch. Aber ich fand es wirklich hilfreich. Das hat mich damals ziemlich berührt. Ich hatte das Gefühl, für mich war die Antwort, daß es okay ist. Es hat mir dabei geholfen, es so zu sehen, wenn ich das Kind jetzt abtreibe, dann heißt es nicht, daß ich keine Kinder haben kann, sondern daß es einfach jetzt für den Moment ist. Das hat es mir einfach leichter gemacht, das auch tun zu dürfen. Ich hatte nicht das Gefühl, etwas Böses zu tun.

Bis zu dem Tag, an dem der Eingriff war, habe ich über die Entscheidung nachgedacht und es hin und her gewälzt. Ich hatte Angst vor dem Eingriff, Angst vor dieser Betäubungsspritze und überhaupt so eine Angst. Ich habe mich gefragt, wie es mir danach körperlich gehen wird. Und ein bißchen auch, wie es sich dann psychisch anfühlt. Da hatte ich doch Befürchtungen.

Mein Freund hat mich begleitet, und er war auch beim Eingriff dabei. Ich wollte das gerne und er auch. Es war gut, eine vertraute Person dabeizuhaben. Ich weiß noch, daß ich im Behandlungsraum aufgeregt war. Die Krankenschwester fand ich unheimlich nett und sehr liebevoll.

Kurz danach habe ich mich ziemlich flau gefühlt. Ich hatte ganz weiche Knie, auch noch als ich nach Hause ging. Zu Hause habe ich mich dann ins Bett gelegt. Ich hatte das große Glück, daß eine Freundin dann eine Woche bei mir war. Sie hat mich bekocht und verwöhnt. Zuerst war mein Freund da, und dann war sie die ganze Zeit da. Das war einfach wichtig für mich. Ich konnte auch sagen, ich möchte jetzt mal eine Stunde ins Bett gehen oder ich möchte jetzt alleine sein. Es war schön zu wissen, daß einfach jemand da ist.

Als mein Freund mir vor dem Abbruch gesagt hatte, daß er dieses Kind nicht will, hatte ich mich erst einmal von ihm zurückgezogen. Danach hat er mir dann sehr geholfen. Er hat sich um mich gekümmert.

Ich habe dann immer damit gerechnet, daß ich psychisch noch einmal abstürze. Das ist aber nicht eingetreten. Ich war traurig, aber das habe ich mir zugestanden. Jetzt habe ich auch keine Angst mehr, daß da noch was kommt. Es kann mich schon noch manchmal Trauer überkommen, aber das finde ich okay. Es ist ja auch traurig. Aber ich blieb dabei, daß die Entscheidung richtig für mich ist.

Für mich war die Zeit vor dem Abbruch eindeutig schwieriger als die Zeit danach. Zum Schluß war die Entscheidung so ziemlich rund. Ich habe hinterher eigentlich nicht gelitten, sondern in der Zeit davor. Ich habe darunter gelitten, daß ich allein vor dieser Entscheidung stand. Und daß ich mich so entscheiden mußte, weil ich eigentlich das Kind gerne wollte.

Von der Schwangerschaft habe ich zuerst nur meiner Freundin erzählt. Sie hat sehr verständig reagiert und hat mir dann erzählt, daß sie selber ein halbes Jahr vorher einen Schwangerschaftsabbruch hatte. Das hatte sie mir früher nicht erzählt. Es ist doch etwas anderes, mit jemandem darüber zu sprechen, der so eine Erfahrung gemacht hat, als mit jemand, der noch nicht vor dem Problem gestanden hat. Letztlich wußte mein ganzer Freundeskreis von dem Abbruch, weil mein Freund es denen erzählt hatte. Es war ihm wichtig, darüber reden zu können. Ich hatte es nicht erzählt. Das stand dann zwischen unseren Freunden und mir, und dadurch entstand ein komisches Verhältnis. Deshalb habe ich es dann angesprochen. Das war einfach nötig. Und es war gut für mich, darüber zu sprechen. Man hat mir gesagt, wir hören dir gerne zu und du kannst auch jederzeit gerne kommen. Ich bin nicht gedrängt worden zu dem einen oder anderen. Ich wollte nicht, daß meine Kommilitonen es erfahren. An meinem Arbeitsplatz habe ich es auch nicht erzählt. Da hatte ich kein Vertrauen. Und meinen Eltern habe ich es auch nicht erzählt. Gerade meine Eltern sollten es auf keinen Fall wissen. Ich habe befürchtet, daß sie mir Vorwürfe machen. Ich denke, das werde ich ihnen auch nie erzählen.

Nach dem Abbruch haben mein Freund und ich ziemlich lange nicht mehr miteinander geschlafen. Wir hatten ziemlich viel Panik, daß es noch einmal passieren kann. Mit unserer Verhütung sind wir viel vorsichtiger geworden. Ich habe danach angefangen, meine Temperatur noch zusätzlich zu messen. Wir benutzen jetzt auch wieder Kondome. Es ist auch ein Problem, weil ich nicht bereit bin, die Pille zu nehmen.

Negative Folgen hatte der Abbruch für mich eigentlich nicht. Alle Schwierigkeiten haben sich so nach und nach aufgelöst. Ich war damals einfach in einer sehr angespannten Situation, wo auch viele Faktoren in meinem Leben sehr anstrengend waren und viel Kraft erfordert haben. Ich hätte es mir natürlich anders gewünscht. Zum einen das mit meinem Freund. Und ich hätte mir gewünscht, einen Arbeitsplatz zu haben, wo man abgesichert ist, wenn man schwanger wird. Ich habe gemerkt, daß diese Ausbildung ein großes Manko hat. Man studiert sieben Jahre, und dann ist man finanziell überhaupt nicht abgesichert. Das ist einfach schlecht.

Ich möchte nach wie vor irgendwann gerne Kinder haben, nur im Moment nicht. Mein Freund sagt auch, grundsätzlich ja, aber im Moment nicht. »

«Drei Monate später war ich wieder schwanger»

Inge ist 29 Jahre alt, Juristin und lebt mit ihrem Partner zusammen. Sie steht kurz vor der Entbindung ihres ersten Kindes. Ihr Schwangerschaftsabbruch liegt ein Jahr zurück.

« Wir hatten damals mit dem Diaphragma verhütet, aber Materialfehler soll es ja immer geben. Es hat erst einmal relativ lange gedauert, ehe ich mich überhaupt an den Gedanken gewöhnen konnte, daß ich schwanger sein könnte. Ich habe die ersten körperlichen Symptome gemerkt, und irgendwann kam dann das Resultat. Der Schwangerschaftstest war positiv. Ich wollte meiner Ärztin nicht so recht glauben. Dann habe ich es zunächst einmal zur Kenntnis genommen. Es war weder Euphorie noch tiefe Trauer da, sondern der Gedanke: «Aha, du kannst also auch schwanger werden.» Das wußte ich vorher nicht. Man liest ja immer wieder, daß es nicht funktioniert. Dann habe ich es gleich meinem Freund erzählt, der hat es auch erst mal nur zur Kenntnis genommen.

Dann haben wir zwei Wochen hin und her überlegt. Wir waren zu dem Zeitpunkt erst sieben oder acht Monate zusammen. Er hatte gerade angefangen zu arbeiten, war gerade mit seinem Studium fertig. Wir haben beide festgestellt, wir könnten uns zwar vorstellen zusammenzuleben, aber wir fanden beide, daß es für ein Kind noch zu früh ist. Es wäre zuviel auf einmal gewesen. Wir wollten das Kind nicht haben. Die Entscheidung war gefallen, ohne daß wir noch große Schwierigkeiten damit hatten.

Ich habe mir immer vorbehalten, daß 51 Prozent der Entscheidung bei mir liegen. Ich habe auch mit Freundinnen darüber gesprochen. Das Sprechen darüber hilft natürlich. Aber mir war klar, daß es meine Sache ist, die Entscheidung zu fällen. Und damit konnte ich auch gut umgehen.

Meinen Partner habe ich als Unterstützung erlebt, aber eher als passive Unterstützung. Das resultiert vielleicht auch aus meiner Einstellung, daß es letztendlich meine Entscheidung ist. Aber es gab nie eine Blockade zwischen uns. Ich hatte auch nicht das Gefühl, daß ich ihn überrumple.

Ich wollte zum Eingriff ins Familienplanungszentrum gehen, denn eine Freundin hatte da auch schon einen Abbruch. Ich hatte auch mit meiner Ärztin gesprochen, aber die wollte es unter Vollnarkose machen. Das wollten wir beide auf keinen Fall. Wir wollten es schon bewußt miterleben. Ich habe mich im Familienplanungszentrum angemeldet und bin dort auch eingehend beraten worden. Ich habe mich da wohl gefühlt, so daß ich mich ruhigen Gewissens dorthin begeben konnte.

Am Tag des Eingriffs hatte mein Freund sich freigenommen. Wir mußten auch nicht lange warten. Was mir sehr zugute kam, ist die angenehme Atmosphäre im Familienplanungszentrum. Ich hatte immer das Gefühl, wenn es nicht geht, dann kann ich jederzeit wieder gehen. Mein Freund hatte auch gesagt, wenn du merkst, es geht nicht, dann machen wir auf dem Absatz kehrt und gehen wieder. Es war nie ein Hauch von Zweifel da.

Beim Eingriff selbst war die Krankenschwester, die neben mir stand, ganz hervorragend. Sie wirkte sehr kompetent. Sie war einfühlsam und erklärte mir viel. Die Ärztin hielt sich sehr zurück. Das fand ich auch in Ordnung. Sie hatte ihre Aufgabe zu erledigen, und die Krankenschwester war für mich da.

Mein Freund war dabei, er saß auf der anderen Seite von mir. Ich konnte also zu beiden Seiten gucken und drücken. Es war wenig schmerzhaft. Ich hatte vorher keine Vorstellung, wie es sein könnte. Ich hatte meine Freundinnen, die schon einen Abbruch hatten, zwar gefragt, aber die hatten ganz unterschiedliche Erfahrungen gemacht. Ich habe es auf mich zukommen lassen.

Danach konnte man so lange in diesem Ruheraum liegen, wie man wollte. Ich habe mich relativ schnell, so nach einer Stunde, wieder gut gefühlt. Das war rundum eine positive Erfahrung.

Ich habe nur mit Freundinnen und natürlich meinem Freund über den Schwangerschaftsabbruch gesprochen. Ich habe von niemandem Druck gehabt, aber ich hätte auch nie welchen haben wollen. Das stelle ich mir ganz furchtbar vor, bei solch einer Entscheidung Druck zu haben. Ich hatte viel Unterstützung, und ich hätte mir noch mehr holen können. Ich habe mich damals auch mit einer Freundin auseinandergesetzt, die zu dem Zeitpunkt gerade schwanger war. Für sie wäre ein Abbruch nie in Frage gekommen. Sie stellte mir damals die Frage: «Hast du gar kein schlechtes Gewissen dabei?» Da habe ich sie ganz ungläubig angeguckt und gesagt: «Ich glaube, ich verstehe nicht, was du meinst. Ein schlechtes Gewissen würde ich damit überhaupt nicht in Verbindung bringen.» Ich habe nicht das Gefühl, daß ich einen Frevel begangen hätte und nun gebeugt durchs Leben gehen muß. Mit meinen Eltern wollte ich auf keinen Fall darüber sprechen, obwohl meine Mutter auch einen Abbruch hatte. Ich habe keinen besonders guten Draht zu meinen Eltern, so daß ich mich mit denen über so ein Thema nicht auseinandersetzen möchte.

Wir haben nach dem Abbruch weiter mit Diaphragma verhütet, und zwar ganz brav vom ersten Zyklustag bis zum letzten. Bei der ersten Schwangerschaft konnte man noch sagen, vielleicht waren wir etwas unvorsichtig. Weil wir so gewissenhaft verhütet haben, ist es ein Phänomen, daß es zu der zweiten Schwangerschaft gekommen ist. Ich habe aber nach wie vor Vertrauen zu diesem Diaphragma. Ich wüßte ehrlich gesagt auch keine Alternative. An meiner Sexualität hat sich nach dem Schwangerschaftsabbruch nichts verändert. Es ist genauso, wie es vorher auch war.

Durch den Abbruch ist einiges in Bewegung gekommen.

Zunächst wurde uns klar, daß wir auch zusammenziehen wollten. Eine Riesenveränderung ist natürlich, daß ich drei Monate nach dem Abbruch wieder schwanger wurde und es geblieben bin.

Wenn ich zur Arbeit fahre, komme ich immer am Familienplanungszentrum vorbei. Irgendwann, etwa zwei Monate nach dem Abbruch, ertappte ich mich bei dem Gedanken, also hier haben wir unser Kind gelassen. Das war ganz eigenartig. Es hat mich nicht in Depressionen gestürzt, aber ich war ganz verdutzt, wie es mich doch noch beschäftigte. Ich merkte, daß das Thema Kind nach dem Abbruch plötzlich aktuell geworden war. Als ich dann wieder schwanger wurde, was ja auch nicht geplant war, da wurde mir so bewußt, daß ich wieder einen Abbruch hätte machen lassen, wenn es meine erste Schwangerschaft gewesen wäre. Für mich war offensichtlich dieser erste Abbruch notwendig, um mir Gedanken zu machen, ob ich ein Kind will oder nicht. Dabei war es nicht so, daß ich nach dem Abbruch konkret gesagt hätte, ich will auf jeden Fall in nächster Zeit ein Kind.

Etwa im fünften Monat meiner Schwangerschaft habe ich dann so überlegt, wieso bekomme ich eigentlich dieses Kind und nicht das erste. Obwohl ich immer im Kopf hatte, wenn dieses die erste Schwangerschaft gewesen wäre, hätte ich auch dieses Mal abgebrochen. Das ist so merkwürdig ambivalent. Für meinen Freund ist es das gleiche Kind. Er sagt, irgendwie wollte dieses Kind unbedingt zu uns. Die Seele hat offensichtlich auf die nächste Chance gewartet, und deshalb sind wir so schnell wieder schwanger geworden. Ich sehe das ein bißchen biologischer.

Für mich ist der Schwangerschaftsabbruch nach wie vor kein Problem, sondern es war wie eine Grenzerfahrung. Es war eine Herausforderung, der ich mich gestellt habe. Es gibt immer Entscheidungen im Leben, die für einen selbst in Ordnung sind, von denen andere Leute meinen, daß man wie ein «Schwein» gehandelt hat. Es ist keine Schuldfrage für mich. Jede Entscheidung ist mit Abwägen und Schwierigkeiten verbunden, aber sie erweitert die Bandbreite der Möglichkeiten. Es ist eine Entscheidung, die hauptsächlich ich gefällt habe und die ich immer tragen muß. Genauso wie ich mit diesem Kind ein Leben lang leben muß, nicht unbedingt geographisch, aber mit dem Wissen, es in die Welt gesetzt zu haben. Ich finde, das ist eine schöne Perspektive, die auch sehr viel Autonomie bedeutet. Ich bin dafür immer verantwortlich. »

«Es war ein Wendepunkt in meinem Leben»

Christiane ist 26 Jahre alt, Studentin und lebt alleine. Ihr Schwangerschaftsabbruch liegt ein Jahr zurück. Trotz großer psychischer Labilität, hatte der Abbruch keine negativen Folgen für sie.

« Vor gut einem Jahr war ich längere Zeit in stationärer psychiatrischer Behandlung. In der Klinik habe ich einen Mann kennengelernt, mit dem ich eine kurze Beziehung hatte. Ich war schon entlassen worden, und er besuchte mich zu Hause. Es war eine schöne Situation, und wir hatten uns nicht ausreichend geschützt. Da wurde ich halt schwanger. Als ich meine Regel nicht bekam, kam mir das schon komisch vor. Es war mir gar nicht bewußt, daß ich schwanger sein könnte. Ich hatte mit dem Mann auch gar nicht richtig geschlafen. Ich war mir eigentlich ziemlich sicher, daß da nichts passiert ist.

Als der Test dann positiv war, habe ich es zuerst nicht glauben können. Es war alles so seltsam. Ich bin dann gleich ins Familienplanungszentrum gegangen. Die Entscheidung war im Grunde für mich gleich völlig klar. Ich wurde beraten. Man wollte mich nicht überreden, was ich sehr positiv fand. Meine Entscheidung wurde akzeptiert. Ich weiß, wie schlecht ich mich gefühlt hätte, wenn man versucht hätte, mich zu überreden.

Ich wußte, daß ich noch nicht stabil genug war, um ein Kind zu bekommen, um Mutter zu sein. Ich wußte, daß die Beziehung zu dem Mann nicht von Dauer sein würde, daß da auch nicht viel Unterstützung gewesen wäre. Außerdem hatte ich auch vor, mein Studium wiederaufzunehmen. Ich hatte durch den Klinikaufenthalt drei Semester nicht studiert. Der Zeitpunkt der Schwangerschaft war also denkbar ungünstig.

Ich glaube, daß die psychische Behandlung auch damit zu tun hatte, daß ich in diese Situation gekommen war. Vielleicht wollte ich wissen, ob ich überhaupt schwanger werden kann. Oder ich wollte damit etwas über mein Frausein herausfinden. Es ging nicht darum, daß ich plötzlich ein Kind haben wollte. Da spielten ganz viele unbewußte Sachen eine Rolle. Ich habe mich dann intensiv mit der Mutterrolle auseinandergesetzt. Ich fand es positiv, diese Auseinandersetzung zu haben. Ich fand es schön zu wissen, daß ich schwanger werden kann, daß ich Mutter werden kann. Ich habe mich gefragt, was würde es heißen, wenn ich Mutter werden würde? Wie würde ich überhaupt mit einem Kind umgehen? Also das fand ich auch im nachhinein recht positiv. Es hat aber nichts daran geändert, daß ich das Kind nicht wollte.

Mein damaliger Freund ist jemand, der nur schwer Verantwortung übernehmen kann. Der war eigentlich mehr mit seinen eigenen Dingen beschäftigt. Wir haben zwar geredet, aber im Grunde war ich allein. Ich habe viel mit einer Freundin darüber geredet. In meinem persönlichen Umfeld gab es keine negativen Reaktionen. Von daher war es für mich unproblematisch. Ich habe es vor niemandem verheimlicht. Meine Mutter weiß es auch. Die hat auch einen Abbruch hinter sich.

Vor dem Schwangerschaftsabbruch hatte ich die Befürchtung, daß ich vielleicht danach Depressionen bekomme. Man hört ja soviel davon. Meine psychische Lage war nicht allzu stabil. Ich habe hinterher bemerkt, daß es einfach nicht zutraf. Es ist nicht zwangsläufig so.

Vor dem Schwangerschaftsabbruch war ich aufgeregt. Aber ich hatte das Gefühl, es ist der richtige Ort, den Eingriff machen zu lassen. Ich bin morgens allein ins Familienplanungszentrum gegangen. Das war auch das einzige, was für mich schwer war. Beim Abbruch hatte ich Schmerzen. Das hatte ich nicht erwartet. Ich möchte das nicht unbedingt noch einmal erleben. Ich fand es sehr gut, daß eine Krankenschwester bei mir war, die ein bißchen mit mir geredet hat. Ich fand es dann sehr schön, daß ich nach dem Abbruch betreut und so ein bißchen aufgefangen wurde.

Die anderen, die an dem Tag einen Abbruch hatten, waren alle in Begleitung. Ich habe mich da sehr allein gefühlt, besonders weil es doch so ein bedeutsames Erlebnis war. Das war für mich ein Signal. Es war bis dahin so typisch für mich, daß ich alles allein machen mußte. Es war gerade dieses Erlebnis, wodurch etwas in Bewegung gekommen ist. Mir ist in der Situation sehr bewußt geworden, daß ich wieder einmal niemanden hatte oder niemanden bitten wollte oder konnte, der mich begleitet. Ich merkte einfach, solche Sachen will ich nicht mehr alleine durchziehen. Ich war zu der Zeit in ambulanter psychotherapeutischer Behandlung. An diesem Thema habe ich in der Folgezeit intensiv gearbeitet.

In den Tagen nach dem Eingriff habe ich mir Ruhe gegönnt und mich auch gut behandelt. Ich lebe alleine und habe mich selbst versorgt. Ich hatte keinerlei Komplikationen. Aber es wäre aus meiner heutigen Sicht schöner gewesen, wenn jemand bei mir gewesen wäre. Ich hatte telefonische Unterstützung von meiner Freundin. So hat wenigstens jemand direkt mit mir geredet.

Was mich die Tage danach sehr beschäftigt hat, war, daß meine Mutter mich nicht wollte. Ich war durch meine Schwangerschaft in einer ähnlichen Situation wie meine Mutter damals. Mir wurde klar, daß ich eine andere Konsequenz als meine Mutter gezogen hatte. Ich halte es für die verantwortlichere Entscheidung. Meine Mutter hat mich bekommen, und das habe ich als sehr ambivalent empfunden. So ungeliebt zu sein, das war sehr problematisch für mich. Ich bin letztlich aus diesem Grund in psychotherapeutische Behandlung gekommen. An solche Dinge habe ich in dieser Zeit verstärkt gedacht. Ich wäre nicht in der Lage gewesen, ein Kind wirklich so gut zu erziehen, wie ich es mir wünsche. Gerade durch meine eigene Erfahrung, nicht erwünscht zu sein, war ich bestärkt in meiner Entscheidung. Es ist richtiger, ein Kind nur dann zu bekommen, wenn man es wirklich möchte.

Ich habe früher sehr wenig gesorgt, daß es mir gutgeht. Dazu gehört ja auch, mich vor einer Schwangerschaft zu schützen. Ich habe früher jahrelang die Pille genommen. Nach dem Abbruch war mir klar, daß ich das nicht mehr will. Ich achte jetzt mehr darauf, ob ich überhaupt mit einem

Mann schlafen mag. Ich lasse mich nicht mehr so leicht von einem Mann bedrängen. Für mich sind es Schritte in die richtige Richtung.

Wenn die Situation und die Beziehung irgendwann danach ist, möchte ich auch ein Kind haben. Ich war damals in vielen Bereichen im Umbruch. Der Schwangerschaftsabbruch hat bis heute keine negativen Folgen für mich gebracht. Es war eine ganz bewußte Entscheidung, die ich heute genauso wieder treffen würde.

Was mir auf dem Herzen liegt und was ich sehr schlimm finde, ist, daß soviel Irrtümer über psychische Folgen verbreitet sind. Daß nicht gefragt wird, haben mögliche Folgen wirklich etwas mit dem Abbruch zu tun oder nicht viel mehr mit der Situation, in der die Frau lebt. Daß sie vielleicht allein ist oder so. Wenn eine Frau beim Abbruch ganz schlecht behandelt wird, geht es ihr danach sicher schlecht. Es ärgert mich, daß da soviel vermischt wird. »

Acht bis zehn Jahre danach

«Ein drittes Kind war mir einfach zuviel»

Karin ist 46 Jahre alt, Sozialpädagogin, verheiratet und hat zwei Söhne, die 13 und 16 Jahre alt sind. Ihr Schwangerschaftsabbruch liegt zehn Jahre zurück. Sie hat ihre Entscheidung nie bereut.

« Als ich das erste Mal schwanger wurde, haben wir ganz lange diskutiert. Mein Mann hatte die Einstellung, daß man in diese schreckliche Welt keine Kinder setzen soll. Ich selber wollte Kinder haben, aber erst ein oder zwei Jahre später. Wir haben es mit Freunden diskutiert und versucht, das Für und Wider abzuwägen. Aber für mich war das schwierig, und ich konnte dabei nicht mehr neutral sein, weil ich davon hauptsächlich betroffen war. Letztlich haben wir gesagt, es ist egal, ob wir jetzt oder später ein Kind bekommen. Wir schaffen es schon irgendwie. Drei Wochen später haben wir geheiratet. Es war für uns in Ordnung. Wir haben die Schwangerschaft nie wieder in Frage gestellt.

Bei der zweiten Schwangerschaft haben wir wieder über einen Abbruch diskutiert. Ich hatte eine Grippeschutzimpfung machen lassen, als ich noch nicht wußte, daß ich schwanger bin. Ich wurde von dieser Impfung sehr krank. Mein Frauenarzt sagte, ich solle sofort einen Abbruch machen lassen. Das wollte ich eigentlich nicht. Mein Sohn war zwei Jahre alt, und ich fand es schön, noch ein weiteres Kind zu haben. Ich war dann beim Impfinstitut und habe mich informiert. Wir haben herausgefunden, welcher Impfstoff das war. Die haben mich dann beruhigt und gesagt, daß es keine Komplikationen geben würde.

Mein Mann war inzwischen mit seiner Ausbildung fertig und als Lehrer angestellt. Ich bekam eine halbe Stelle in der Altenpflegerinnenausbildung angeboten. Eine halbe Stelle mit zwei Kindern zu haben war für mich der ideale Einstieg. Es war jedoch mit wahnsinnig viel Arbeit verbunden. Wenn die Kinder abends im Bett waren, ging ich an den Schreibtisch. Ich war permanent unausgeschlafen. Ich habe nebenbei immer politisch und in der Gewerkschaft gearbeitet. Das wollte ich auch nicht fallenlassen. Aber ich habe mich wahnsinnig überlastet gefühlt.

In dieser Zeit wurde ich irgendwann wieder schwanger. Als der Arzt mir sagte, daß ich schwanger bin, konnte ich es nicht glauben, weil ich eine Spirale hatte. Ich dachte dann gleich, das schaffe ich jetzt alles nicht mehr. Das kann ich nicht durchhalten mit einem dritten Kind. Es war für mich eine ganz schnelle Entscheidung. Der Arzt hat mit mir durchgesprochen, wie der formale Weg sein muß, wenn ich bei meiner Entscheidung bleibe.

Meinem Mann habe ich es dann erzählt und auch gesagt, was ich vorhabe. Wir haben beide nicht überlegt, noch ein drittes Kind zu haben, obwohl es finanziell und räumlich kein Problem gewesen wäre. Ich war zu häufig in der Situation, daß alle Mama schreien. Der Mann wartet, die Kinder warten, immer mit der Uhr in der Hand mußte alles organisiert werden. Da hatte ich einen Punkt, wo ich nicht mehr konnte und nicht mehr wollte.

In der Beratung habe ich gesagt, daß ich gar nicht beraten

werden will. Ich wurde nach meiner Situation gefragt und warum ich so entschieden bin. Ich habe es erklärt und habe dann den Schein bekommen.

Mein Arzt wollte den Abbruch mit Vollnarkose machen. Das wollte ich aber nicht. Davor hatte ich eine absolute Angst. Ich hatte zweimal Vollnarkose gehabt und hatte jedesmal Angstträume, nicht in die Wirklichkeit zurückzukommen. Deshalb wollte ich den Schwangerschaftsabbruch in örtlicher Betäubung machen lassen.

Mein Mann war zu der Zeit auf Klassenreise. Meine Freundin hatte sich bereit erklärt, mich zu begleiten. Ich glaube, es war an einem sonnigen Tag. Ich habe ihn sehr schön in Erinnerung. Ich habe überhaupt nicht gezweifelt. Ich war froh, daß es so klappte, daß ich ins Familienplanungszentrum gehen und daß es in örtlicher Betäubung gemacht werden konnte.

Meine Freundin und ich haben uns unentwegt unterhalten. Sie hatte selbst auch mal einen Abbruch, der schon Jahre zurücklag. Sie mußte damals eine Woche in der Frauenklinik liegen. Wir waren beide ganz neugierig, wie das bei mir gehen würde.

Ich hätte auch gerne meinen Mann dabeigehabt. Aber er wäre wahrscheinlich angespannter gewesen. Meine Freundin war lockerer. Alle haben nett und freundlich mit mir gesprochen. Ich hatte das Gefühl von Zeit und Ruhe.

Ich habe zu Hause dann viel geschlafen, geruht und gelesen. Ich kann mich erinnern, daß die Tage für mich wie Erholung waren. Meine Mutter und meine Schwiegermutter waren da. Beide haben sich ganz rührend um mich und die Kinder gekümmert. Eine sorgte für das Mittagessen und den Haushalt, und die andere war für die Kinder da. Interessant war für mich, daß beide den Abbruch so positiv gesehen haben. Meine Mutter hat nie über ihre eigenen Abtreibungen gesprochen. Meine Schwiegermutter hat mir erzählt, daß sie selbst zwei Abtreibungen hatte. Beide fanden es gut, daß es heute viel einfacher geht.

Danach habe ich noch ganz viel über den Abbruch gesprochen, mit einigen Frauen, aber auch mit Bekannten und Freunden. Ich habe immer ganz positiv davon gesprochen, weil ich es auch so erlebt habe. Durch die Gespräche ist mir klargeworden, wie viele Frauen Abbrüche hinter sich haben. Mit meinen Kindern habe ich vor ein oder zwei Jahren darüber gesprochen. Sie sind inzwischen 16 und 13 Jahre alt. Als im Fernsehen Diskussionen um den § 218 waren und ich merkte, daß sie sich zunehmend dafür interessieren, habe ich ihnen von meinem Abbruch erzählt. Sie waren ganz neugierig. Erst waren sie empört, weil sie damals unbedingt noch einen kleinen Bruder haben wollten, einen kleinen Bruder, der möglichst immer klein bleibt. Ich sagte ihnen, daß das Thema für mich abgeschlossen ist.

Mein Mann und ich haben damals nach dem Abbruch auch mit Freunden viel über Sterilisation diskutiert. Die Pille wollte ich nicht mehr, und mit der Spirale hatte ich nun auch meine Erfahrungen gemacht. Wir haben eine Sterilisation immer wieder hinausgeschoben. Dann habe ich darauf bestanden, daß mein Mann Präservative nimmt. Ich hatte so lange die Verantwortung gehabt, jetzt sollte er sie haben. Es klappte auch ganz gut. Keiner von uns hat sich sterilisieren lassen.

In den Jahren danach waren wir immer so belastet, daß ein weiteres Kind gar nicht mehr zur Diskussion stand. Ich freute mich, daß meine Söhne schon so groß und selbständig waren.

Ich habe sie auch so groß ganz gern. Ich brauche es für mich, daß ich auch einfach mal losfahren kann und nicht alle Mama schreien. Ich möchte die Beziehung zu meinem Mann hegen und pflegen, aber ich muß nicht noch mehr Kinder haben.

Ich hatte immer Angst davor, nach einer Kinderpause, den beruflichen Wiedereinstieg nicht zu kriegen. Ich kannte zu viele Frauen, die hohe Qualifikationen haben und die immer planten beruflich wieder einzusteigen, wenn die Kinder größer sind, und die es nie geschafft haben. »

«Ich habe die Chance gehabt und nicht wahrgenommen»

Claudia ist 39 Jahre alt, Bühnenbildnerin und lebt mit ihrer siebenjährigen Tochter zusammen. Ihr Schwangerschaftsabbruch liegt zehn Jahre zurück. Sie wollte eigentlich immer mehrere Kinder haben.

« Als ich damals schwanger wurde, hatte ich meinen Freund gerade erst kennengelernt. Die Beziehung war völlig ungeklärt. Ich war gerade mit dem Studium fertig und startete mein Berufsleben. Ich war im Aufbruch. Ich konnte mir zu dieser Zeit überhaupt nicht vorstellen, ein Kind zu kriegen. Für mich war es ganz klar, daß ich abtreiben würde.

Ich hatte sehr gute Freundinnen und meine Schwestern, mit denen ich mich beraten habe. Ich habe mich in meiner Entscheidung gestützt und verstanden gefühlt. Es gab Diskussionen zwischen meinem Freund und mir, ob er zum Abbruch mitkommt oder nicht. Ich wollte ihn zuerst nicht dabeihaben. Er war deshalb beleidigt und fühlte sich ausgegrenzt. Damals wollte ich mich nicht richtig auf ihn einlassen. Ich wollte das alles lieber mit meinen Freundinnen abwickeln.

Vor dem Abbruch hatte ich keine Angst. Ich habe meistens nicht soviel Angst vor medizinischen Behandlungen, sondern gehe da ganz mutig hin. Ich gehe solche Dinge immer ganz naiv an. Ich mache mir vorher überhaupt keine Gedanken, wie es sein wird. Es interessiert mich auch nicht, wie die das machen, mit welchen Instrumenten oder so. Ich lag ganz vertrauensvoll auf dem Stuhl. Mittendrin fand ich es doch unangenehm. Aber es war nicht so schlimm. Trotz allem habe ich mich auch geborgen gefühlt. Es war ein warmes Gefühl, und ich dachte, die werden das schon machen.

Hinterher habe ich von vielen Frauen gehört, daß es einem danach so schlecht geht, daß man es bedauert und daß man Depressionen bekommt. Aber all das kriegte ich nicht. Es ging mir vorher gut, und es ging mir nachher gut. Es war eine ganz klare Sache. Ich weiß noch, daß ich mir fast roh vorkam, weil ich kein bißchen traurig war. Ich fühlte mich fast schuldig deshalb.

Ich zog dann für ein Jahr in eine andere Stadt. Damit bin ich auch geflüchtet vor dieser herannahenden Beziehung. Dieser Schwangerschaftsabbruch hatte aber etwas in Gang gebracht. Ich war dadurch mit der Frage konfrontiert, was für mich ansteht. Es war wie eine Lebensentscheidungskurve um die 30. Ich wälzte das Problem: Was wird aus mir? Was bin ich denn? Bleibe ich nun ewig das kleine Mädchen, die Studentin? Was mache ich beruflich? Um das alles zu klären, hatte ich noch einmal ganz weggehen und mich aus alten sozialen Bezügen lösen müssen. Ich war mit meinem Freund schon relativ fest zusammen. Wir haben unsere Liebe auf Distanz versucht abzuklären.

In dieser Zeit habe ich sehr intensiv über das Kinderhaben nachgedacht, bewußt und unbewußt. Ich habe ständig davon geträumt. Ich habe viele Schwestern, die alle Kinder haben. Ich habe immer geträumt, wir würden zusammen gebären. Es war eine irrsinnige orgiastische Situation, wo wir alle Kinder kriegen. Ich habe mich über diese Träume gewundert, weil es real gar kein Thema für mich war. Es war so ein dumpfer Klärungsprozeß, den ich intellektuell gar nicht zugelassen habe.

Als ich nach einem Jahr zurückkam, war ich gleich wieder schwanger. Ich wußte zuerst nicht wie ich mich entscheiden soll. Ich habe solche Widerstände gespürt: Das geht doch nicht. Ich kann wegen meiner Arbeit jetzt kein Kind kriegen. Mir geht es doch gerade so gut. Ich bin jetzt gerade beruflich so erfolgreich und könnte so toll einsteigen, und das wäre erst einmal abgebrochen. Ich hatte solche Bedenken. Ich ging deshalb zu einem Beratungsgespräch ins Familienplanungszentrum. Ich weiß noch, daß die Beraterin zu mir sagte: «Sie haben zwar Bedenken, aber Sie strahlen dabei völlig. Man sieht Ihnen einfach an, daß Sie das Kind haben wollen.» Als ich von dem Gespräch zurückkam, war es plötzlich ganz klar. Es war, als wenn alle Barrieren gefallen sind, die ich wie Pappkameraden aufgebaut hatte. Alles war irgendwie in Ordnung.

Ich wollte zu der Zeit gerne ein Kind haben. Ich hatte das Gefühl: Jetzt muß es sein. Ich hatte mir nach dem Abbruch zur persönlichen Auflage gemacht, daß ich meine zweite Abtreibung nicht mehr entschuldigen würde. Inzwischen war ich auch in einer anderen Situation. Mein Freund und ich waren schon relativ fest zusammen. Er sagte ganz klar, daß er das Kind und alles, was dazugehört, will. Unsere Beziehung war nach wie vor unruhig, aber ganz anders als beim erstenmal.

Als meine Tochter geboren war, habe ich schlagartig alles anders gesehen. Da dachte ich: ‹Das ist doch ein Unding. Du hättest noch ein Kind haben können, und das hast du so einfach weggetan.› Ich sah es auf einmal als etwas ganz Tolles, eine Chance, die ich vernichtet hatte. Das hatte ich vorher nie so gesehen.

Das wurde immer schlimmer, je mehr sich abzeichnete, daß die Beziehung nicht hält. Ich habe über Jahre versucht, ein zweites Kind hinzukriegen. Ich wollte eigentlich immer mehrere Kinder haben. Es war ein ganz großer Wunsch von mir, der sich nicht erfüllt hat. Es hat einfach nicht geklappt. In der Zeit wurde unsere Beziehung so schlecht, daß wir nur noch ganz wenig miteinander geschlafen haben. Es wäre ziemlich verrückt gewesen, in diesem Zerfallsprozeß noch ein Kind zu machen. Aber das hätte ich in jedem Fall bekommen. Das hätte ich irgendwie hingekriegt. Dann habe ich ganz intensiv gedacht: ‹Das ist die Strafe.› Du hättest es ja haben können. Du hast es damals nicht gewollt, und nun kriegst du es eben nicht mehr.

Ich bedauere es sehr, daß meine Tochter allein ist. Ich bedauere sie, weil sie keine Geschwister hat. Aber ich denke trotzdem nicht, daß die Entscheidung damals falsch war. Zu dem Zeitpunkt wäre es einfach fürchterlich gewesen. Ich hätte es gar nicht annehmen können. Ich habe damals die Chance gehabt, und ich habe sie nicht wahrgenommen. Mein Beruf ist ein zentraler Aspekt in meinem Leben. Wenn es da Brüche gegeben hätte, wenn ich nicht die Möglichkeit gehabt hätte, das zu machen, was ich will, dann hätte ich es im nachhinein vielleicht noch viel mehr bedauert, als kein zweites Kind zu haben. Von daher ist die Trauer auch etwas sehr Vermischtes. »

«Es ist wie ein Lebensweg, den ich nicht gegangen bin»

Ruth ist 48 Jahre alt und Erzieherin. Aus ihrer ersten Ehe hat sie zwei erwachsene Töchter. Sie lebt mit ihrem zweiten Ehemann zusammen. Ihr Schwangerschaftsabbruch liegt acht Jahre zurück.

« Als ich erfuhr, daß ich schwanger bin, hatte ich ganz gemischte Gefühle. Ich wollte es nicht, aber ich freute mich auch, denn ich bin leidenschaftlich gerne Mutter. Es war auch ein besonders tolles Gefühl, daß ich gerade von diesem Mann schwanger war. Wir kannten uns damals zwei Jahre, und wir waren noch heftig verliebt. Er ist noch nie Vater gewesen, und ich habe wohl gedacht, ich müßte ihn zum Vater machen.

Andererseits war bei mir aber auch der ganz große Wunsch da, endlich meine berufliche Zukunft in Gang zu bringen. Das war ein ganz großer Zwiespalt damals. Ich hatte große Ängste, es kräftemäßig nicht zu schaffen. Und das hat letztlich den Ausschlag gegeben. Ich war damals fast vierzig Jahre alt. Noch einmal eine Schwangerschaft, noch einmal ein Kind, das wäre mir zuviel geworden. Es war schon ein Kraftakt gewesen, meine Töchter großzukriegen. Ich hatte eine schwierige erste Ehe, und ich habe meine Töchter praktisch allein erzogen.

Von meinem Herzen her hätte ich fünf Kinder haben wollen. Wenn ich auf dem Land gelebt hätte mit Haus und Tieren, dann hätte ich ein Kind nach dem anderen in die Welt setzen mögen.

Mein Mann hat mir die Entscheidung überlassen, ob ich das Kind bekomme oder nicht. Er hat mir jedoch signalisiert, daß er sich freuen würde. Wir haben es diskutiert, und es war mir ganz wichtig, seine Meinung zu hören, aber die Entscheidung, die habe ich ganz für mich allein getroffen. Der Schwangerschaftsabbruch wurde bei mir in der 7. Woche gemacht. Ich hatte bis dahin vier Wochen Zeit, mich damit auseinanderzusetzen. Und das habe ich täglich gemacht. Ich machte einen Plan, in dem ich überlegte, wie ich mir mein Leben einrichte, wenn ein Kind da ist. Und ich machte einen Plan ohne Kind. Ganz wichtig bei der Entscheidungsfindung war für mich, daß mein Mann sagte: Er braucht zu seinem Lebensglück nicht unbedingt ein Kind. Das hat mich entlastet und mir die Entscheidung erleichtert. Es war auch sehr hilfreich, daß er sagte, daß er zu 50 Prozent für das Kind dasein würde. Nur nach der Erfahrung in meiner ersten Ehe war ich mißtrauisch. Ich weiß ja, wie die Karrieren der Männer verlaufen, und auch mein Mann ist inzwischen beruflich sehr eingespannt. Ich weiß nicht, ob er sich auch dann noch dafür entschieden hätte, wenn es bedeutet hätte, auf seinen interessanten Job zu verzichten. Ich hätte es ihm auch nicht verübeln können, wenn er es nicht getan hätte. Letztendlich war die Möglichkeit da, daß ich wieder allein davorstehe. Das Risiko wollte ich nicht eingehen.

Ich habe mit Freundinnen, mit meiner Schwester, mit allen,

die damals mit mir zusammen waren, gesprochen. Sie haben mich nicht groß beeinflußt. Sie haben immer beide Seiten gesagt, besonders meine Schwester. Sie hat gesagt: ‹Mit R. noch ein Kind, das wäre doch toll.› Aber dann hat sie auch wieder gesagt: ‹Du mußt dein Leben ja nicht wiederholen.› Das waren auch genau meine Gedanken. Ich muß es nicht noch einmal haben. Anders wäre es für mich gewesen, wenn ich immer berufstätig gewesen wäre und nicht erlebt hätte, wie meine Kinder groß werden. Dann hätte mir wohl etwas gefehlt. So aber habe ich jede Phase genossen, von der Geburt, bis sie ausgezogen sind. Ich denke gerne an diese Mutterzeit zurück. Ich habe es erlebt, und es ist jetzt abgeschlossen. Und zu meinen Töchtern bahnt sich eine ganz neue Beziehung an.

An dem Tag, als der Eingriff war, war ich ziemlich ruhig. Ich hatte vorher mit einer Ärztin aus dem Familienplanungszentrum gesprochen, und die war mir sympathisch gewesen. Ich war während des Eingriffs recht gefaßt. Das Herz hat ein bißchen geklopft. Mein Mann war dabei, und das fand ich angenehm. Er stand rechts von mir, und links stand eine Krankenschwester. Ich fühlte mich ganz aufgehoben. Ich neige dazu, schnell in Ohnmacht zu fallen, aber ich wußte, ich würde dann aufgefangen werden. Der Abbruch war völlig schmerzlos. Die Betreuung war ganz toll. Hinterher habe ich mich glücklich und geborgen gefühlt. Ich kriegte ein kleines Frühstück, und mein Mann war bei mir und hielt meine Hand. Zu Hause haben wir es uns dann gemütlich gemacht und haben noch darüber gesprochen. Ich war dann auch erschöpft, nach den vorherigen Wochen der Entscheidungsfindung. Ich hatte das Gefühl, aufatmen zu können, und gleichzeitig war eine Schlaffheit da.

Wir haben danach nicht mehr viel darüber gesprochen.

Mein Mann hat das Thema erst einmal gelassen. Ich glaube, er mußte das auf seine Art erst mal verarbeiten.

Nach dem Abbruch fragte mein Mann immer: «Müssen wir nicht verhüten?» Ich habe ihn eher ermutigt, nicht zu verhüten. Mich hat das alles immer gestört. Es ist schon schwierig genug, alles so schön wie möglich zu machen. Ich habe nie besonders gut verhütet. Ich weiß gar nicht, ob ich das erzählen sollte. Ich habe früher zwar die Pille genommen, aber das war nicht gut für mich. Ich hatte das Gefühl, die Pille verändert meine Psyche. Wir haben lange Zeit mit der Temperaturmethode verhütet. Damit bin ich eine ganze Zeit gut klargekommen. Je älter ich wurde, desto schlampiger habe ich meine Verhütung betrieben. Ich habe Glück, daß ich so selten schwanger wurde.

Einige Jahre nach dem Schwangerschaftsabbruch bekam meine Nachbarin, die im selben Alter ist wie ich, noch einen Sohn. Ich hatte zwei Töchter und stellte mir vor, wie es wäre, wenn ich noch einen Sohn gehabt hätte. Der wäre inzwischen auch schon zur Schule gekommen. Ich hätte gerne auch einen Sohn gehabt und die Auseinandersetzung mit einem Sohn erlebt. Es war so eine Überlegung, und mein Mann und ich sagten, das wäre auch schön gewesen und wir hätten es auch noch geschafft. Es ist wie ein Lebensweg, den man nicht gegangen ist. Man muß sich ja immer für etwas und gegen etwas entscheiden. Ich behielt das Gefühl, daß die Entscheidung so richtig war. Ich habe mich ganz schwer getan mit meiner Berufsfindung. Meine berufliche Zufriedenheit hat sich jetzt erst entwickelt. In meiner Entscheidung fühle ich mich dadurch bestätigt.

Als junges Mädchen war ich aus moralischen Gründen gegen Abtreibung. Ich hatte überhaupt keine Lebenserfahrung und wußte nicht, daß ungewollte Schwangerschaften zum Leben gehören können. Daß es normal und menschlich ist und daß es passieren kann.

Ich glaube nicht, daß etwas erfunden werden kann, um es total auszuschließen, ungewollt schwanger zu werden. Deshalb muß es diese Möglichkeit geben für die Frauen. Es geht nicht anders. Das ist eine Entscheidung, die das ganze Leben betrifft. Partnerschaften können auseinandergehen, aber Mutter und Kind, das ist eine lebenslange Geschichte.

Abtreibung war schon immer ein wichtiges Thema in meinem Leben. Meine Mutter ist 1946 an einer Abtreibung gestorben. Ich war achtzehn Monate alt, und ich war das fünfte Kind. Sie hat sich mit Hilfe ihrer Freundin das sechste Kind selbst weggemacht. Sie war 29 Jahre alt und sehr verzweifelt. Es ist nicht so, daß ich heute darunter leide, daß ich keine Mutter gehabt habe. Ich habe vier Schwestern gehabt. Das war auch ganz gut. Aber daß diese Frauen zu solchen Mitteln greifen mußten, das ist das absolut Schrecklichste. Sie haben Stricknadeln benutzt. Meine Tante hat mir erzählt, daß meine Mutter ins Krankenhaus eingeliefert wurde. Sie wurde nicht behandelt und ist dann verblutet. »

«Danach habe ich mein Leben in die Hand genommen»

Beate ist 36 Jahre alt, Architektin, geschieden und hat einen zwölfjährigen Sohn. Ihr Schwangerschaftsabbruch liegt elf Jahre zurück. Am Tag danach hat sie sich sterilisieren lassen. Heute hat sie einen neuen Partner.

« Meine Ehe stand damals auf der Kippe. Ich hatte ein einjähriges Kind und bin leider trotz Verhütung wieder schwanger geworden. Da ich mit der Pille verhütet hatte, war die Schwangerschaft ein absoluter Schock für mich.

Zuerst habe ich gedacht, jetzt muß ich ewig Hausfrau bleiben. Ich habe immer nur überlegt, wie komme ich da je wieder raus – mit zwei Kindern und einem Mann, der sich an überhaupt nichts beteiligt. Ich wollte damals studieren, hatte also noch einiges vor und habe darüber nachgedacht, falls diese Ehe scheitert, ob ich mein Studium oder meine Berufspläne mit zwei Kindern verwirklichen könnte. Ich habe dann entschieden, daß das nicht geht. Ich hatte dieses Baby und war sehr glücklich über mein Kind. Es war deshalb extrem schwer für mich, weil ich ja wußte, was daraus werden kann.

Mein Mann war sehr glücklich über die Schwangerschaft. Ursprünglich wollte er überhaupt keine Kinder haben. Beim ersten Kind tat er sich schwer, es zu akzeptieren. Ich habe die ganze Zeit, als wir verheiratet waren, immer versucht, einen Studienplatz zu bekommen. Er war zu Beginn unserer Ehe ganz begeistert von der Idee, daß ich mein Studium fertigmache und arbeiten gehe. Als das Kind dann da war, war er nicht mehr so begeistert davon.

Ich war unzufrieden mit der Situation. Ich wollte unbedingt studieren. Ich habe viel Unzufriedenheit mit heimgetragen. Ein Punkt war immer meine Enttäuschung darüber, daß er sich so wenig um das Kind kümmerte und mich so allein ließ. Er hat sein Leben weitergelebt wie vorher. Dadurch kam ich zu der Entscheidung, mich sterilisieren zu lassen, weil ich in so eine Situation nie wieder geraten wollte. Ich habe mir gesagt, eine Abtreibung kann ich verantworten, wenn es jetzt auch wirklich das letzte Mal ist. Es war eine Art Strafe, obwohl mir das damals nicht bewußt war. Meine Freundinnen haben mir damals schon immer gesagt, das sei eine Art Selbstverstümmelung. Ich habe das in der Zeit anders gesehen.

Bei meiner ersten Schwangerschaft hatte ich eigentlich kein Gefühl für das Kind und habe mich nicht sonderlich damit beschäftigt. Ich war eher irritiert, wenn mich jemand auf meine Schwangerschaft ansprach. Bei dieser Schwangerschaft war es ganz anders. Ich weiß gar nicht, wie ich das in Worte fassen soll. Ich habe innerlich gesprochen mit dem Kind – gleich von Anfang an. Ich habe mich dem Kind gegenüber gerechtfertigt. Ich habe ihm gesagt, daß ich gerne möchte, daß ein Kind ein schönes Leben hat, daß es viel Zeit von den Eltern bekommt, eine Umgebung hat, in der es aufgehoben und geborgen ist, und daß ich das nicht leisten könne.

Meine Entscheidung war von Anfang an klar, weil der Wunsch, berufstätig zu sein, meine Existenz selbst zu sichern, so stark war. Ich wußte, daß ich als Hausfrau nicht glücklich werde. Ich mußte arbeiten, mußte raus. Aber trotzdem wollte ich immer gerne viele Kinder haben. Ich war immer wütend darüber, daß mein Mann sich so wenig beteiligt hat.

Mein Mann war gegen den Abbruch und gegen die Sterilisation. Mein Frauenarzt wollte auch beides nicht machen. Ich war ziemlich wütend. Ich habe gesagt, das ist mein Körper und mein Leben. Es geht nur mich etwas an. Zu meinem Mann habe ich gesagt, dann mußt du dich eben trennen. Da war ich sehr klar, aber es war nicht leicht.

Und noch eine Sache war schwer: Ich mußte mein Kind mitnehmen zur Abtreibung. Ich hatte niemanden gefunden, der darauf aufpaßte. Ich hatte eine Freundin gebeten, mich zu begleiten. Die versetzte mich. Das war besonders schrecklich. Ich hatte Angst vor dem Eingriff und vor der ganzen Situation: Alles fremde Menschen um mich herum, keine Vertrauten. Und ich wußte nicht, wie es hinterher sein wird. Geholfen hat mir der Gedanke, daß es eben keine andere Möglichkeit gibt. Und vielleicht der Gedanke, daß mein Kind meine ganze Kraft braucht. Im Familienplanungszentrum bin ich sehr gut aufgenommen worden. Es hat sich jemand um meinen Sohn gekümmert.

Danach mußte ich noch eine Stunde dort ausruhen. Jemand hat mir eine Decke gebracht. Da habe ich mich sehr geborgen gefühlt. Es waren noch andere Frauen da, von denen ich wußte, die haben das auch gerade durchgemacht, die sind in einer ähnlichen Situation. Ich habe nicht mit ihnen gesprochen, aber es war trotzdem angenehm, daß sie da waren. Was mich geschockt hat, war, daß ein Mann den Abbruch gemacht hat. Das hat mich extrem gestört. Ich finde, das sind Dinge, die haben mit Frauen zu tun, die gehören in die Hand von Frauen. Da sollten Männer sich raushalten.

Am nächsten Tag hatte ich die Sterilisation. Das wurde in einer Klinik gemacht. Dann kam ich nach Hause und war eine Woche lang ziemlich traurig. Ein wichtiger Plan meines Lebens war endgültig gescheitert: Kinder und Familie zu haben und Geborgenheit zu haben und zu geben. Durch die Sterilisation war das so endgültig.

Ich möchte auch heute noch beides haben, Familie und Arbeit. Ich bin heute glücklich in meiner Arbeit, aber fühle ich mich doch zunehmend kastriert. Fruchtbarkeit spielt vom Gefühl her eine große Rolle für mich. Ich habe manchmal die Vorstellung, ich möchte nicht mehr so dünn sein. Ich möchte gerne große Brüste haben und einen runden Po, also richtig satt und dick und fruchtbar sein und dabei trotzdem arbeiten.

Nach dem Abbruch und der Sterilisation habe ich sehr viel Neues begonnen. Ich war sehr aktiv. Es ging mir gut. Ein Jahr später haben mein Mann und ich uns getrennt. Und zwei Monate nach der Trennung habe ich endlich einen Studienplatz bekommen. Die Jahre danach waren anstrengend und sehr intensiv. Ich war zwar erschöpft, aber es war toll. Ich habe mir mein eigenes Leben aufgebaut. Zum erstenmal hatte ich eine eigene Wohnung mit meinem Kind zusammen.

Ich hätte es mit zwei Kindern nicht geschafft. Ich habe viele alleinerziehende Frauen kennengelernt, die auch studiert haben und die nicht in ihren Berufen arbeiten konnten, weil sie mehrere Kinder hatten. Dadurch fand ich meine Entscheidung nachträglich bestätigt.

In letzter Zeit denke ich viel über die Sterilisation nach. Für mich sehe ich es heute eher als Selbstverstümmelung. Obwohl es selbst jetzt noch schwierig wäre, wenn ich weitere Kinder hätte. Heute habe ich so viele Sicherheiten: Mein Beruf ist abgeschlossen, meine Existenz ist gesichert. Ich habe jetzt ausreichend Geld, was ich damals nicht hatte. Ich weiß, ich komme alleine durch. Und ich habe nach ganz langer Zeit einen Mann kennengelernt, mit dem ich mich sehr gut verstehe. Es ist eine wirklich gleichberechtigte Beziehung. Ich habe immer gedacht, daß es das gar nicht gibt. Wir leben in zwei völlig verschiedenen Welten, aber ich fühle mich akzeptiert. Ich brauche mich nicht ständig abzugrenzen oder aufzupassen, daß ich übervorteilt werde. Er ist sehr selbständig. Das wäre der Mann, mit dem ich noch mal ein Kind haben könnte. Aber ich bin zur Zeit auch verliebt und weiß, daß ich da Abstriche machen muß. Wenn ich richtig darüber nachdenke, weiß ich, daß ich gar nicht begeistert von einem weiteren Kind wäre Es ist nur mein Gefühl. Es ist eine Sehnsucht, noch einmal ein Kind zu haben mit einem Partner, der sich beteiligt und alles mitträgt. Und es gibt noch einen zweiten Aspekt, der sicher bei dieser Sehnsucht eine Rolle spielt: Mein Sohn ist jetzt zwölf. Ich lebe seit zehn Jahren alleine mit ihm, und er fängt jetzt an, sich zu trennen. Ich glaube, daß ich diese Umstellung schlecht verkrafte.

Von heute aus betrachtet, war der Schwangerschaftsabbruch damals eine Art Katalysator. Er hat die Situation in der ich lebte verschärft. Durch die Schwangerschaft und den Abbruch habe ich intensiver darüber nachgedacht, was ich eigentlich will. Ich habe mein Leben in die Hand genommen, habe aufgehört, mich bestimmen zu lassen und abzuwarten, was von außen auf mich zukommt. Darauf bin ich auch stolz. Ich habe es geschafft, mir mein Leben so zu organisieren, daß ich die Berufsausbildung machen konnte und jetzt selbständig bin.

Damals bin ich mehr nach außen gegangen, habe mir Freundschaften aufgebaut, die bis heute halten. Mir wurde damals auch klar, wie wichtig Frauenfreundschaften für mich sind, daß der Partner diese nie ersetzen kann. Ich brauche den Kontakt zu Menschen, die sich in meiner Welt auskennen, die ähnliche Probleme haben in der Gefühlswelt. »

Anhang

Chronik des Gesetzgebungsverfahrens

1974 Der Bundestag beschließt nach langen und heftigen Auseinandersetzungen eine Reform des § 218. Danach soll eine Fristenregelung mit Beratungszwang gelten.

1975 Das Bundesverfassungsgericht erklärt das verabschiedete Gesetz, auf Antrag der CDU, für verfassungswidrig.

1976 Der Bundestag verabschiedet ein kompliziertes Gesetz, die Indikationsregelung.
Danach können Frauen, die eine ärztliche Indikation und eine Beratungsbescheinigung vorlegen, abtreiben.
Es gelten folgende Indikationen: medizinische, eugenische, kriminologische und die Notlagenindikation.

1972 In der DDR gilt die Fristenregelung ohne Beratungszwang.
Schwangerschaftsabbrüche dürfen nur stationär in der Klinik vorgenommen werden.

1990 Im Einigungsvertrag wird der gesamtdeutsche Gesetzgeber beauftragt, bis spätestens Ende 1992 «eine Regelung zu treffen, die den Schutz des vorgeburtlichen Lebens und die verfassungskonforme Bewältigung von Konfliktsituationen schwangerer Frauen, ..., besser gewährleistet, als dies in beiden Teilen Deutschlands der Fall ist». Bis dahin gilt der § 218 im Westen und der § 153 im Osten der Republik.

1992 Der Bundestag beschließt in einer parteiübergreifenden Abstimmung das sogenannte «Beratungsmodell», das eine Fristenregelung mit Beratungszwang beinhaltet.

1992 Das Bundesverfassungsgericht entspricht dem Antrag der im Bundestag unterlegenen CDU/CSU Bundestagsabgeordneten und verfügt, daß die Reform der §§ 218 und 219 einstweilen, d. h. bis zu einer endgültigen Entscheidung des BVerfG, nicht in Kraft tritt, was ansonsten an diesem Tag der Fall gewesen wäre.

1993 Das Bundesverfassungsgericht verkündet am 25.5.93 sein endgültiges Urteil zur Reform der §§ 218 und 219 und erklärt diese für verfassungswidrig. Es erläßt per Anordnung mit Gesetzeskraft eine Übergangsregelung.

1993 Die Übergangsregelung des BVerfG regelt ab dem 16.6.93 erstmalig für die gesamte Republik, ob und unter welchen Umständen Frauen in Deutschland abtreiben dürfen.

1995 Der Bundestag beschließt mit Zustimmung des Bundesrates ein Schwangeren- und Familienhilfeänderungsgesetz, das die Bestimmungen des BVerfG berücksichtigt und eine Fristenregelung bei vorgeschriebener Beratung beinhaltet.

Die gesetzliche Regelung des Schwangerschaftsabbruchs

Der Schwangerschaftsabbruch ist **straffrei** bis zur 12. Woche, wenn

– Sie sich einer gesetzlich vorgeschriebenen Beratung
– mindestens drei Tage vor dem Schwangerschaftsabbruch unterzogen haben und
– der Eingriff von einer Ärztin/einem Arzt vorgenommen wird.

Sie benötigen *keine ärztliche Indikation mehr*.
Die Kosten des eigentlichen Abbruchs werden nicht mehr von den gesetzlichen Krankenversicherungen übernommen, d. h., *Sie müssen den Schwangerschaftsabbruch selbst bezahlen*. Wenn jedoch Ihr persönliches Einkommen bestimmte Grenzen nicht überschreitet, übernimmt die Krankenkasse auf Antrag die Kosten.

Die Beratung soll ergebnisoffen sein, d. h., Sie treffen die Entscheidung selbst. Zugleich «dient die Beratung dem Schutz des ungeborenen Lebens». Sie muß sich von dem Bemühen leiten lassen, «die Frau zur Fortsetzung der Schwangerschaft zu ermutigen und ihr eine Perspektive für ein Leben mit dem Kind zu eröffnen». Ihre Inhalte unterliegen bestimmten Richtlinien. Sie können dabei auf Ihren Wunsch hin anonym bleiben. Über die Beratung muß eine Aufzeichnung angefertigt werden. Diese darf jedoch keine Rückschlüsse auf Ihre Identität erlauben.

Ein Schwangerschaftsabbruch ist «**rechtmäßig**», wenn eine der folgenden ärztlichen Indikationen vorliegt, d. h., in diesen Fällen übernehmen die Krankenkassen die Kosten:

Medizinische Indikation:

Die Fortsetzung der Schwangerschaft würde eine Gefahr für Ihre körperliche oder seelische Gesundheit bedeuten. Eine Beratung ist nicht vorgeschrieben, es gilt keine Frist.

Kriminologische Indikation:

Sie sind durch eine Vergewaltigung schwanger geworden. Die Frist beträgt 12 Wochen; eine Beratung ist nicht erforderlich.

Rat und Hilfe

Über die hier aufgeführten Landesverbände der Pro Familia können Sie erfahren, in welchen Städten es Beratungsstellen gibt, in denen die vorgeschriebene Beratung vor einem Schwangerschaftsabbruch durchgeführt wird. Sie können dort Unterstützung im Schwangerschaftskonflikt finden und wenn Sie psychische Probleme nach einem Schwangerschaftsabbruch haben.

Landesverbände der Pro Familia

Baden-Württemberg:
70188 Stuttgart, Haußmannstr. 6, Tel.: 0711/2155108/9
Bayern:
80799 München, Türkenstr. 103/l, Tel.: 089/399079
Berlin:
10787 Berlin, Ansbacher Str. 11, Tel.: 030/2139013
Brandenburg:
14478 Potsdam, Gartenstr. 42, Tel.: 0331/7093205/06
Bremen:
28205 Bremen, Stader Str. 35, Tel.: 0421/444624

Hamburg:
22305 Hamburg, Poppenhusenstr. 12, Tel.: 040/2994395
Hessen:
60314 Frankfurt a. M., Schichausstr. 3–5,
Tel.: 069/447061
Mecklenburg-Vorpommern:
18055 Rostock, Graf-Schack-Str. 6, Tel.: 0381/31305
Niedersachsen:
30159 Hannover, Steintorstr. 6, Tel.: 0511/363608
Nordrhein-Westfalen:
42103 Wuppertal, Hofane 63, Tel.: 0202/282157
Rheinland-Pfalz:
55116 Mainz, Schießgartenstr. 7, Tel.: 06131/236350/54
Saarland:
66121 Saarbrücken, Mainzer Str. 106, Tel.: 0681/64566
Sachsen:
04315 Leipzig, Wurzner Str. 95, Tel.: 0341/6892052
Sachsen-Anhalt:
06118 Halle, Am Kähenberg 4, Tel.: 0345/7700673
Schleswig-Holstein:
24937 Flensburg, Marienstr. 29–31, Tel.: 0461/180407
Thüringen:
99084 Erfurt, Bahnhofstr. 27/28, Tel.: 0361/643851 4

Schwangerschaftsabbrüche in Familienplanungszentren

Schwangerschaftsabbrüche werden in gynäkologischen Arztpraxen ambulant durchgeführt, in Kliniken und in den folgenden Familienplanungszentren der Pro Familia:

Institut für Familienplanung
28205 Bremen, Stader Straße 35, Tel.: 0421/4992090

Familienplanungszentrum
22767 Hamburg, Bei der Johanniskirche 20,
Tel.: 040/4392822

Institut für Familienplanung und Schwangerschaftsabbruch
35390 Gießen, Bahnhofstr. 76–80, Tel.: 0641/77122

Pro Familia Institut
34121 Kassel, Frankfurter Str. 133 a, Tel.: 0561/27413

Institut für Familienplanung und Schwangerschaftsabbruch
65428 Rüsselsheim, Lahnstr. 30, Tel.: 06142/12142

Familienplanungszentrum
30169 Hannover, Brühlstr. 19, Tel.: 0511/1610832

Pro Familia Zentrum
55116 Mainz, Quintinsstr. 6, Tel.: 06131/2876666

Medizinisches Zentrum der Pro Familia
66121 Saarbrücken, Mainzer Str. 106, Tel.: 0681/64566

Literatur

Adler, N. et al.: Psychological responses after abortion, *Science* 1990, Vol. 248, S. 41–44.

Adler, N. et al.: Psychological factors in abortion. A review. *American Psychology* 1992, Vol. 47 (10), S. 1194–1202.

Barnett, W. et al.: Eine regionale Prospektivstudie psychischer Folgeerscheinungen der Notlagenabruptio. *Fortschritte der Neurologie und Psychiatrie* 1986, Vol. 54, S. 106–118.

Barnett, W. et al.: Partnership after induced abortion: a controlled study. *Archives of sexual behavior* 1992, Vol. 21 (5), S. 443–455.

Bönitz, D.: Zur Psychologie der Abtreibung. Legale und illegale Schwangerschaftsabbrüche im Vergleich. Göttingen 1979 (Verlag für Medizinische Psychologie im Verlag Vandenhoeck und Ruprecht).

Dagg, P.: The psychological sequelae of therapeutic abortion – denied and completed. *American Journal of Psychiatry* 1991, Vol. 148 (5), S. 578–585.

Daun, H.: Zur emotionalen Befindlichkeit von Frauen nach legalem Schwangerschaftsabbruch. Zur Bedeutung aktiver Bewältigung und sozialer Unterstützung. Diplomarbeit Psychologie, Göttingen 1991.

Diederichs, P.: Zur seelischen Verarbeitung des Schwangerschaftsabbruchs. In: Eser, A./Hirsch, H. (Hg.): Sterilisation und Schwangerschaftsabbruch. Stuttgart 1980 (Enke), S. 100–105.

Franco, K. et al.: Anniversary reactions and due date responses following abortions. *Psychotherapy and psychosomatics* 1989, Vol. 52 (1–3), S. 151–154.

Freidl, W. et al.: Schwangerschaftsabbruch – ein kritisches Lebensereignis. *Zentralblatt Gynäkologie* 1991, Vol. 113 (15–16), S. 869–877.

Langsdorff, M.: Kleiner Eingriff – großes Trauma? Schwangerschaftskonflikte, Abtreibung und die seelischen Folgen. Braunschweig 1991 (Holtzmeyer).

Meyer, E./Paczensky S. v./Sadrozinski, R.: Das hätte nicht noch mal passieren dürfen! Wiederholte Schwangerschaftsabbrüche und was dahintersteckt. Frankfurt a. M. 1991 (Fischer TB).

Meyer, E.: Enthüllungen – Männer über Verhütung, Kinderkriegen, Abtreibung, Sexualität. Reinbek 1986 (Rowohlt TB).

NISSO: Psychosoziale Auswirkungen von Abtreibungen weniger beunruhigend als erwartet. *Beahuis u. bloemenhovekliniek* – Newsletter 1, 1994.

Paczensky, S. v.: Gemischte Gefühle – Von Frauen die ungewollt schwanger sind. München 1987 (Becksche Reihe).

Paczensky, S. v./Sadrozinski, R. (Hg.): § 218: Zu Lasten der Frauen. Reinbek 1990 (rororo aktuell).

Petersen, P.: Seelische Folgen nach legalem Schwangerschaftsabbruch. Ergebnisse einer Sammelstatistik der internationalen Literatur. *Dt. Ärzteblatt* 1977, Vol. 74, S. 1205–1212.

Romans-Clarkson, S. E.: Psychological Sequelae of induced abortion. *Australian and New Zealand Journal of Psychiatry* 1989, Vol. 23 (4), S. 555–565.

Roppelt, U.: Der Schwangerschaftsabbruch als Streßereignis. Ergebnisse einer empirischen Studie, *pro familia magazin* 1994 (4), S. 18–19.

Rosenfeld, J. A.: Emotional responses to therapeutic abortion, *American Family Physician* 1992, Vol. 45 (1), S. 137–140.

Seitz, R.: Mein Bauch gehört mir? Schwangerschaftsabbruch als Möglichkeit weiblicher Autonomie. München 1992 (Centaurus).

Simon, M.: Psychische Spätfolgen nach Schwangerschaftsabbruch. *Medizinische Welt* 1986, Vol. 37, S. 332–335.

Storch, D. D. et al.: Sequelae of denied abortion (Kommentar zu Dagg). *American Journal of Psychiatry* 1992, Vol. 149 (2), S. 275.

Stotland, N. L.: The myth of the Abortion Trauma Syndrom. *Jama* 1992, Vol. 268 (15), S. 2078–2079.

Urquhart, D. R./Templeton, A. A.: Psychiatric morbidity and acceptability following medical and surgical methods of induced abortion. *British Journal of Obstetrics and Gynaecology* 1991, Vol. 98 (4), S. 396–399.

Zolese, G.: Psychiatric morbidity and acceptability following medical and surgical methods of induced abortion (Kommentar zu Urquhart/Templeton). *British Journal of Obstetrics and Gynaecology* 1991, Vol. 98 (12), S. 1313.

Zolese, G./Blacker, C. V.: The psychological complications of therapeutic abortion. *British Journal of Psychiatry* 1992, Vol. 160, S. 742–749.

Tageszeitungen:

Amberg, E.: Ein böses Spiel mit Horrorvisionen. Die Drohung mit dem Abtreibungstrauma macht Frauen angst. *Frankfurter Rundschau* 6. 11. 1993.

Richberg, I. M.: Der Entschluß ist mir sehr schwer gefallen. Zum Thema Post-Abortion-Syndrom. *Frankfurter Rundschau* 4. 3. 1989.

Film:

Familienplanungszentrum Hamburg e. V.: Ein kurzer Film über den Schwangerschaftsabbruch; Fischer Film-Team, VHS-Videokassette, Hamburg 1991.

Psychologie und Lernen

L. Ashner / M. Meyerson
Wenn Eltern zu sehr lieben
(rororo sachbuch 9359)

George R. Bach / Laura Torbet
Ich liebe mich - ich hasse mich
Fairness und Offenheit im Umgang mit sich selbst
(rororo sachbuch 7891)

Nathaniel Branden
Liebe für ein ganzes Leben
Psychologie der Zärtlichkeit
(rororo sachbuch 7867)

Kathleen Gose/Gloria Levi
Wo sind meine Schlüssel?
Gedächtnistraining in der zweiten Lebenshälfte
(rororo sachbuch 8756 und als Großdruckausgabe 33109)

Thomas A. Harris
Ich bin o.k. - Du bist o.k.
Wie wir uns selbst besser verstehen und unsere Einstellung zu anderen verändern können - Eine Einführung in die Transaktionsanalyse
(rororo sachbuch 6916)

Raymond Hull
Alles ist erreichbar *Erfolg kann man lernen*
(rororo sachbuch 6806)

Gerhard Krause
Positives Denken - der Weg zum Erfolg *13 Bausteine für ein erfülltes Leben*
(rororo sachbuch 7952)

Abraham H. Maslow
Motivation und Persönlichkeit
(rororo sachbuch 7395)

Erhard Meueler
Wie aus Schwäche Stärke wird
Vom Umgang mit Lebenskrisen
(rororo sachbuch 8540)

3505/3

rororo sachbuch

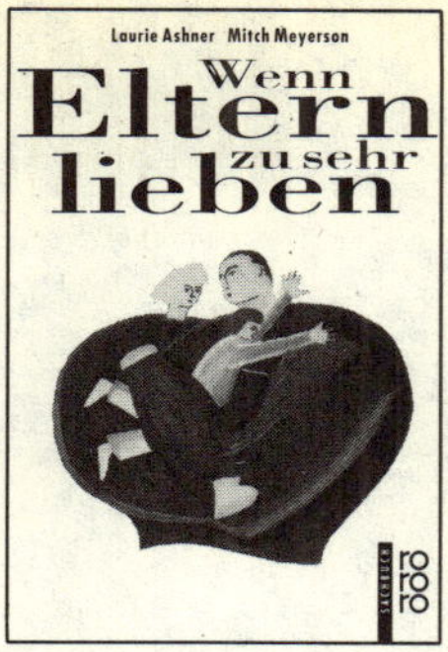

John Selby
Einander finden *Übungen zur Psychologie der Begegnung in Freundschaft, Beruf und Liebe*
(rororo sachbuch 7991)

Martin Siems
Dein Körper weiß die Antwort
Focusing als Methode der Selbsterfahrung - Eine praktische Anleitung
(rororo sachbuch 7968)

Frauke Teegen / Anke Grundmann / Angelika Röhrs
Sich ändern lernen *Anleitungen zur Selbsterfahrung und Verhaltensmodifikation*
(rororo sachbuch 6931)

Weitere Bücher und Taschenbücher zum Thema finden Sie in der *Rowohlt Revue*. Jedes Vierteljahr neu. Kostenlos in Ihrer Buchhandlung.